本书由上海开放大学"上海养老服务人才队伍建设"项目资助出版

U0257863

上海养老服务人才队伍建设系列丛书

认识慢性病
管理慢性病

主 编 杜 鹃 王松华 生 晶

复旦大学出版社

图书在版编目(CIP)数据

认识慢性病 管理慢性病/杜鹃,王松华,生晶主编.--上海:复旦大学出版社,2024.11. -- ISBN 978-7-309-17766-4

Ⅰ. R4-49

中国国家版本馆 CIP 数据核字第 2024KK3816 号

认识慢性病 管理慢性病

杜 鹃 王松华 生 晶 主编

责任编辑/方 晶

复旦大学出版社有限公司出版发行

上海市国权路 579 号 邮编:200433

网址:fupnet@ fudanpress. com http://www.fudanpress.com

门市零售:86-21-65102580 团体订购:86-21-65104505

出版部电话:86-21-65642845

上海丽佳制版印刷有限公司

开本 787 毫米×1092 毫米 1/16 印张 17.25 字数 300 千字

2024 年 11 月第 1 版

2024 年 11 月第 1 版第 1 次印刷

ISBN 978-7-309-17766-4/R · 2137

定价:78.00 元

编委会

序

当今社会,随着中国老龄化进程的加速,老年人照护问题已经成为一个不可忽视的社会现实。截至 2023 年底,全国 60 岁及以上老年人口数量已高达 2.96 亿,占总人口的比重攀升至 21.1%,老龄化社会已然到来。随之而来的是亿万老人的养老问题,能否实现老有所养、老有所依,是民生幸福的底色,也检验为民服务的成色。

为应对老龄化带来的各种挑战,做好养老服务工作,国家相继出台了一系列政策,旨在构建全面完善的养老服务体系。"为老服务要'多方参与、同向发力'"是这些政策文件传达的共同要义,本书的付梓出版即是通力协作的结果。上海开放大学是上海养老服务人才培养的践行者、主力军,自 2021 年至今,学校已经累计开展养老服务评估师、养老护理内训师、老年社会工作者、养老服务陪诊师等培训 8 000 余人。上海市老年护理管理质量控制中心对全市老年护理(医)院、社区卫生服务中心等机构开展业务指导、技术培训和质量督查,是上海老年护理质量标准的重要制定者、执行者、监督者。两者的合作各尽所能,将为老服务的理论与实践有机结合。今年 7 月,双方联合推出了《老年安宁疗护护理员培训规范》和《居家养老照护师培训规范》两个团体标准,加速养老从业者的技能进入标准化轨道。

作为一所市民身边的大学,上海开放大学致力于养老服务人才的培养,从学历教育到非学历培训,从项目培训到继续教育,培养的各类服务人才活跃在养老行业一线,成为上海养老服务领域的"开大力量"。开放大学的养老服务工作有自己的坚守,我们始终坚持"人事合一",养老行业是服务业,更是良心服务业,没有"老吾老,以及人之老"的情怀很难做好这项工作,为此,我们开发了职业道德课程,开展从业者心理测试。我们始终关注真实需求,随着社会发展,老有所养正在向老有所乐、老有所为过渡,养老服务不再仅局限于基本的生活照料,而是涵盖了健康管理、心理慰藉、文化娱乐等多维度。亦如读者手中的这本《老年综合征健康照护指导手册》,面对约 90% 以上的老年综合征发病率,了解老年综合征的基本概念、临床表现、照护要点,学习国内外先进的照护理念与实践经验,成为广大养老从业者和家庭照护人员的"刚需",这本手册的编撰正是基于这样的初心。

"老来难,老来难,劝人莫把老人嫌,当初我嫌别人老,如今轮到我面前",这首常常出现在传统戏剧曲目和民间小调中的《老来难》告诉我们,孝敬老人也是尊重自己。尊重老人,善待老人,是中华传统美德,是社会文明的象征。唯愿"老来不难",我想,这就是我们工作的全部意义吧。

是为序。

2024 年 11 月

前　言

慢性病是严重威胁我国居民健康的一类疾病。随着我国人口老龄化进程的不断加快,慢性病已成为亟待解决的重大公共卫生问题之一。如不能积极有效防控,慢性病还可能给社会和家庭带来沉重的经济负担。

《中国防治慢性病中长期规划(2017—2025 年)》提出了明确的规划目标:到 2025 年,慢性病危险因素得到有效控制,实现全人群全生命周期健康管理,力争将 30~ 70 岁人群因心脑血管疾病、癌症、慢性呼吸系统疾病和糖尿病导致的过早死亡率较 2015 年降低 20%。同时,逐步提高居民健康期望寿命,有效控制慢性病疾病负担。

虽然慢性病发病率高,社会危害大,但大量的实践表明,慢性病是可防可控的。有效减少慢性病危害的重要措施之一是加强健康教育、普及科学的健康知识、提升全民健康素质。了解慢性病知识,选择健康的生活方式,始终是预防和控制慢性病最有效、最直接、最经济的方法。鉴于此,我们精心编写了这本慢性病管理书籍,旨在广泛宣传常见慢性病知识,帮助广大群众养成合理膳食、适量运动、戒烟限酒、规律作息等良好的生活习惯。

慢性病的有效预防依赖于全社会的共同努力,而其根本在于我们都要牢固树立"每个人都是自己健康第一责任人"的理念,充分意识到对自身及家人健康所肩负的责任。需要特别说明的是,鉴于具体疾病的诊疗知识日新月异,本书仅提供科普参考,恳请广大读者切勿生搬硬套,以免贻误疾病诊治的最佳时机。

本书籍的编写人员均来自临床一线的医务人员。由于临床工作任务繁重,加之编写时间紧迫、水平有限,书中难免存在疏漏与不足之处。我们诚挚地希望广大读者在阅读过程中不吝斧正,我们将不胜感激!

2024 年 11 月

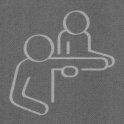

目　录

第一章　心血管系统疾病

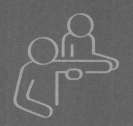

第一节　高血压

/ 案例分析 /

高先生，49岁，某天突发剧烈胸痛，持续不缓解，被家人紧急送往医院。初步心电图检查未见心肌梗死的表现，但医生在测量血压时发现异常，一侧胳膊的血压为140/90毫米汞柱，另一侧胳膊则高达220/120毫米汞柱。医生怀疑他可能患有"主动脉夹层"，随即安排了他做胸部增强CT检查。结果提示高先生确实患有"主动脉夹层"，证实了医生的猜测。

医生迅速启动紧急治疗方案，包括使用降压药物如硝普钠、β受体阻滞剂来控制血压，减少心脏负担，并维持血液循环的稳定。同时，外科团队进行紧急手术修复夹层。然而，尽管医院积极救治，家属悉心照顾，高先生的病情也未见好转，他最终因病情恶化，医治无效，不幸离世。

高先生的情况令人痛心。高血压是一种常见的慢性病，虽然在医学上已经取得了巨大进步，但是高血压仍需长期管理和监控。高先生有10年的高血压病史，但由于工作繁忙，他忽视了医生的叮嘱，既没有按时服药，也没有定期复诊。他觉得自己平时没有不舒服，就认为高血压不是个问题，就是这种疏忽和对慢性病的无视，导致了这场悲剧。

高血压患者需要明白，稳定血压是预防各种严重并发症的关键。高血压会增加心脏病、脑卒中和肾病等的发病率，尤其是像高先生这样的情况，未控制的高血压导致血管壁长期承受过高压力，最终引发了主动脉夹层这一致命并发症。主动脉夹层的死亡率极高，且发展迅速，及时的诊断和治疗对于挽救患者生命至关重要。

　　高先生的离世给他的家庭带来了巨大的痛苦,也提醒我们,健康管理和慢性病的规范治疗至关重要。定期体检、按时服药、保持健康的生活方式,可以有效控制血压,降低出现并发症的风险。对于高血压患者而言,生活中的每一个细节都可能对健康产生重大影响,定期监测和专业的医疗指导不可或缺。我们应当引以为戒,珍视健康,严防慢性病的恶化。

定义

　　高血压(又称高血压病)是血液在流动时对血管壁造成的压力值持续高于正常的现象。它普遍存在于各个年龄段和不同地区的人群中。随着人口老龄化和生活方式的改变,高血压的发病率逐年上升。高血压已成为引发心血管疾病的主要危险因素之一。

　　高血压的发病率在不同地区和族群中存在差异。一般来说,高血压的患病率在老年人群中较高,随着年龄增长,患病风险逐渐升高。此外,一些发达国家和地区的高血压发病率也在呈现上升趋势,这一趋势主要归因于不良的生活方式、生活压力增加、不健康的饮食习惯等因素的影响。

　　高血压是一种潜在的危险疾病,如果不及时控制,容易引发许多严重的并发症,如中风、心脏病、肾脏疾病等,严重威胁患者的生命安全和生活质量。因此,高血压的预防和控制至关重要。

病因与风险因素

　　引起高血压的病因与风险因素有多种,主要包括以下几个方面。

　　(一)遗传因素

　　遗传因素在高血压的发病中起着一定作用。如果家族中有高血压患者,那么个体患高血压的风险会增加。

　　(二)不良的生活方式及心理压力

　　不良生活方式是导致高血压的因素之一,包括高盐高脂饮食、缺乏运动、吸烟、饮酒过量等。此外,长期处于紧张和高压力状态下,缺乏有效的情绪调节也容易导致高血压。

（三）年龄因素

随着年龄增长，血管的弹性下降，血管壁增厚，使得血压调节能力下降，高血压发病率也随之增加。

（四）慢性疾病

一些慢性病如肾脏疾病、内分泌疾病、心血管疾病等也可能导致高血压，称为继发性高血压。

（五）其他因素

长期处于高负荷工作，置身于有噪声、空气污染等不良环境因素下，以及长期使用某些药物也可能引起或加重高血压。

了解这些引起高血压的病因和风险因素，有助于预防高血压的发生。通过调整生活方式，保持健康饮食习惯、适度运动、减轻压力、戒烟限酒等，可以有效降低患高血压的风险。

三　临床表现

高血压通常被称为"沉默的杀手"，因为很多患者在早期没有明显症状，而在出现并发症之前往往不知道自己患有高血压。部分高血压患者可能会出现以下常见症状。

（一）头痛、头晕

高血压患者常常出现持续性或阵发性的头痛，尤其是晨起或劳累之后。高血压引起的脑部供血不足可能导致患者出现头晕和眩晕的感觉。

（二）心慌、胸痛

高血压患者有时会出现心慌等症状，尤其是在剧烈运动或情绪激动时。也可能出现胸部疼痛或不适感，其程度和持续时间因人而异。

（三）视力模糊、耳鸣

高血压引起视网膜病变可导致患者出现视力模糊等症状。此外，高血压患者有时会出现耳鸣等。

四　诊断

诊断高血压主要依据诊室测量的血压值，一般需非同日测量3次以上，收缩压均≥140毫米汞柱和（或）舒张压≥90毫米汞柱，可诊断为高血压。既往有高血压病史,目前正在服用降血压药的患者,血压虽然低于140/90毫米汞柱,但也应诊断为高血压。诊断高血压还需要排除临时因素导致的血压升高。

除了血压值,医生在诊断高血压时还会考虑患者的病史、家族史、生活方式等因素。对于怀疑有高血压的患者,应及时就医进行血压检测和相关检查,以明确诊断,采取合理的治疗措施。

五 治疗和管理

(一)降压药物治疗

目前常见的降压药主要有:钙离子通道阻滞剂(如硝苯地平等)、血管紧张素转化酶抑制剂(angiotensin converting enzyme inhibitor,ACEI)(如卡托普利等)、血管紧张素受体阻滞剂(angiotensin receptor blockers,ARB)类(如氯沙坦等)、β受体阻滞剂(如美托洛尔等)、利尿剂(如呋塞米等)等。有时可能需要联合应用不同类别的降压药物来控制高血压,具体用药方案需要医生根据患者的情况综合考虑,制订个性化治疗。

(二)健康的生活方式

药物治疗只是高血压综合治疗的一部分,患者还需通过健康饮食、适度运动、戒烟限酒、减轻压力等生活方式管理来辅助治疗。

(三)监测血压、定期复诊

患者可以居家定期测量血压,掌握自己的血压情况,之后将数据告知医生。此外,定期复诊检查,医生根据患者的血压情况和身体状况,调整治疗方案,确保血压维持在合适范围。

高血压是一种需要长期管理和控制的慢性病,患者需密切配合医生的治疗,保持良好的生活习惯,以控制血压和降低并发症的风险。

六 预防

预防高血压的重要性不言而喻,以下是一些有效预防高血压的方法(图1-1)。

(一)保持良好的生活习惯及心理健康

1. 健康饮食　低盐、低脂、高纤维饮食。减少食用加工食品、含糖饮料和高盐食物,多摄入新鲜水果、蔬菜、全谷类食品。

2. 戒烟限酒　吸烟不仅对心血管健康有害,还可能导致高血压,因此戒烟

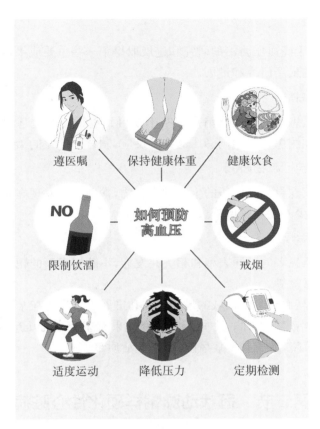

图 1-1　如何有效预防高血压

是预防高血压的关键因素。过度饮酒会导致血压升高,因此应限制酒精的摄入。

　　3. 适度运动　规律的有氧运动,如散步、慢跑、游泳等有益于控制血压。

　　4. 缓解压力　长期处于高压力环境下易引发高血压,适当休息、保持正面情绪、学会应对压力是预防高血压的重要措施。

　　(二)定期测血压

　　定期测量血压,可及时发现高血压。尤其是中、老年人,家族中有高血压或有其他慢性病病史的人群,更需要定期检测。

　　通过积极的生活方式干预,包括健康饮食、适度运动等方式,可以有效预防高血压。及早采取预防措施,可减少高血压及其相关并发症的风险。

七　研究进展

近年来,关于高血压防治的研究和进展取得了一些重要成果,以下是一些高血压防治领域的最新研究和进展。

（一）精准治疗

针对高血压患者的个体化治疗策略不断得到重视。通过基因检测等技术,可以更精准地预测患者对不同降压药物的反应,制订个性化的治疗方案。

（二）生物学标志物研究

研究人员正在寻找高血压的生物学标志物,帮助早期发现高血压患者,及时干预和治疗,减少并发症的风险。

（三）靶向治疗

针对高血压患者的不同表型和相关并发症,不断探索新的靶向治疗方法,如血管内皮功能修复等。

总的来说,高血压防治领域的最新研究和进展主要集中在个体化治疗、生物学标志物、靶向治疗等方面。一些新的研究成果有望为高血压患者提供更有效的管理和治疗策略,减少并发症风险,提高生活质量。

第二节　冠状动脉粥样硬化性心脏病

/ 案例分析 /

张先生,50岁,经营一家小饭店。由于工作应酬频繁、作息不规律且长期吸烟,他患有高血压和高血脂。尽管他平时定期体检,但随着年龄增长和工作繁忙,再加上对可能患有新发疾病的恐惧,张先生的体检次数逐渐减少,频率也越来越低。

日常生活中,张先生偶尔会感到胸闷,尤其是在搬运食材时,常常感到力不从心,不得不停下来喘气。一开始,张先生以为这是过度劳累导致的,并没有过多在意,只是把搬重物的工作交给了其他人。虽然一开始症状有好转,但渐渐地,张先生在晚上休息时还是会感到胸口有压迫感。终于,在家人和朋友的劝说下,张先生来到医院进行体检。

体检结果显示张先生的血压为 160/100 毫米汞柱,血脂为总胆固醇 7.2 毫摩尔/升,低密度脂蛋白胆固醇 5.0 毫摩尔/升,甘油三酯 2.5 毫摩尔/升,这些指标均高于正常值。心电图结果提示张先生存在 T 波倒置。因此,医生建议他行冠状动脉造影检查。

张先生的冠状动脉造影结果显示,冠状动脉右主干严重狭窄(狭窄程度达 85%)。根据心内科医生的问诊和查体,结合冠状动脉造影结果,最终诊断为冠状动脉粥样硬化性心脏病(冠心病)。虽然张先生早有心理准备,但没想到问题如此严重。不过,幸运的是,他的病情仍处于初期阶段。

为了尽快缓解症状并防止病情进一步恶化,医生决定为张先生行冠状动脉支架植入术。术后,张先生的症状明显改善,胸闷的现象基本消失。经过几周的住院观察和调养,张先生恢复情况良好,心电图也显示正常,他很快便重新回到日常生活与工作中了。

通过这个案例,我们可以看到预防冠心病的重要性。我们平时要注意健康饮食,积极锻炼身体,定期体检,并在感到不适时及时就医。做到早预防、早诊断、早治疗,这样才能在问题发生时及时解决,提高生活质量。张先生的经历提醒我们,定期体检和健康管理不可忽视,只有重视自己的健康,才能拥有更好的生活质量。

一 定义

冠状动脉粥样硬化性心脏病简称冠心病,是指冠状动脉发生动脉粥样硬化病变,引起心脏缺血和供血不足,导致心肌发生缺血性损害的心脏疾病。冠心病是一种比较常见的心血管疾病,也是导致猝死的主要原因之一。

二 病因和风险因素

以下是冠心病一些常见的病因和风险因素。

(一)动脉粥样硬化

动脉粥样硬化的主要病因是冠状动脉内形成动脉粥样硬化斑块,导致血管狭窄、硬化,甚至阻塞,影响心肌的血液供应。

（二）高血压、高血脂、糖尿病

长期高血压会增加冠心病的发生风险,高血压导致心脏负荷过重,加速动脉硬化的进程。高脂血症也是导致动脉硬化的重要危险因素,诱发动脉粥样硬化斑块的形成。此外,糖尿病患者也易发生心血管疾病,增加冠心病的风险。

（三）不良饮食习惯、缺乏运动、吸烟

不良的饮食习惯(如摄入高盐、高糖饮食,饮食不均衡等)会增加动脉粥样硬化的风险。缺乏运动会导致肥胖、血脂异常等,也增加了冠心病的发生概率。此外,吸烟也是冠心病的危险因素之一。

（四）遗传因素

有此类疾病家族史的人更容易患上冠状动脉粥样硬化性心脏病,遗传因素在冠心病的发病机制中也起到一定作用。

综上所述,冠心病是一个多因素引起的疾病,包括动脉粥样硬化、高血压、高血脂、糖尿病、吸烟、缺乏运动、不良饮食习惯、遗传因素等。

 临床表现

（一）常见症状

1. *胸痛*　最常见的症状是因冠状动脉狭窄或阻塞,导致心肌缺血引起的胸痛。通常表现为胸部不适、压迫感或剧痛,可向上肢、颈部、下颌放射。

2. *胸闷、气短、心慌*　活动或情绪激动时出现气短、呼吸急促的感觉。或可能感到胸部有一种压迫感或窒息感,呼吸困难。

四 诊断

冠心病的诊断方法包括心电图、冠状动脉造影等(图 1-2)。

（一）心电图

心电图可以协助诊断。

（二）心脏超声检查

超声心动图能够帮助评估心脏的结构和功能。

（三）冠状动脉造影

冠状动脉造影是确诊冠心病的"金标准",可更直观评估冠状动脉是否有狭

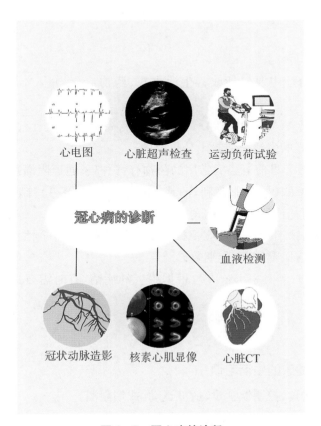

图 1-2　冠心病的诊断

窄或阻塞。

（四）血检验

血脂、血糖、C反应蛋白等指标的检查可评估冠心病的风险。

（五）核素心肌显像

核素心肌显像用于评估心脏供血情况,协助评估心肌是否有缺血区域。

冠心病通常需要综合多种检查手段明确诊断,确诊后医生会制订相应的治疗方案,包括药物治疗、介入治疗或手术治疗,以减轻症状、恢复心脏功能、提高患者的生活质量。及早发现、及早治疗,尽可能最大化提高患者生活质量。

五 治疗和管理

（一）治疗方案

冠心病的治疗主要包括改善生活方式、药物治疗、介入治疗、外科手术治疗等。

1. 改善生活方式 健康饮食（低盐、低脂、高纤维的饮食）、适度运动、戒烟限酒等，保持良好的生活习惯是十分重要的。

2. 药物治疗 目前冠心病常用的药物有：钙离子通道阻滞剂（如硝苯地平、氨氯地平等）、ACEI（如依那普利等）或 ARB（如缬沙坦等）、硝酸甘油、调脂类（如辛伐他汀、阿托伐他汀等）、阿司匹林、肝素、华法林等。

冠心病的药物治疗和管理应根据患者具体情况，进行个性化治疗。患者要积极配合治疗，遵医嘱用药，定期复诊。

3. 介入治疗、外科手术治疗 根据患者的病情，有时需要进行介入治疗或外科手术治疗。

六 预防

（一）良好健康的生活习惯

低脂低盐饮食、控制饮食量、适度运动、戒烟限酒。

（二）定期体检、不适及时就医

定期体检：包括血压、血脂、血糖等指标的监测，及早发现潜在疾病。如有不适症状或疑似冠心病的表现，应尽快就医，尽早接受治疗。

七 研究进展

冠心病的预防和治疗一直是心血管疾病研究的重点领域之一，近年来取得了一些新的研究进展，主要包括以下方面。

（一）细胞治疗

干细胞疗法：干细胞治疗已成为一个备受关注的研究方向，有研究表明干细胞可以促进心肌再生，有望帮助修复心脏损伤。

（二）遗传与基因治疗

基因编辑技术：基因编辑技术的发展为研究人员提供了新的思路。

（三）人工智能和大数据分析

利用人工智能和大数据分析，可以预测冠心病的发生风险，提前干预和治疗，有望改善预后。

综上所述，冠心病的防治方案逐渐向个性化、精准化和综合化方向发展，以提高冠心病患者的生活质量和预后。

第三节　心房颤动

/ 案例分析 /

张阿姨，60岁，退休在家。她平时没有什么不良嗜好，只是口味比较重，喜欢自制腌菜、酱菜并长期食用。虽然子女经常让她少吃这些高盐腌制的食物，但是张阿姨长期保持的生活习惯也很难改正，因此，张阿姨还是持续食用自制的咸菜，甚至餐餐都需要这些咸菜来"下饭"。

子女看着自家老人难以放弃坚持的饮食习惯，只能多加注意老人的健康体检。在一次社区医院的体检中，社区医生测血压发现张阿姨的血压偏高，收缩压已经达到了143毫米汞柱，这表示张阿姨高血压的患病风险很高，于是医生叮嘱张阿姨定期测量血压并少食高盐食物，尤其是自制的咸菜，它有很高的致癌与导致心血管疾病的风险。之后的几个月，张阿姨再没有食用这些腌制食物并按照医生的建议定期测量血压，可惜血压一直降不下来。不过张阿姨此时并没有什么不适症状，医生只能让子女多加留意张阿姨的身体状况，有不适症状及时去专科医院就诊。

可惜好景不长，半年后张阿姨经常出现发作性的心悸、心慌，甚至在买菜的途中突发，在路边公交站台的长椅上休息许久后症状才稍微缓和。子女得知此消息立即陪同张阿姨到当地医院急诊科就诊。

急诊医生得知张阿姨的症状与病史第一时间给她做了心电图检查。但结果显示是一个正常心电图，不过鉴于张阿姨的病情，急诊医生还是让张阿姨留医院观察。

当天夜里，张阿姨再次出现了心悸、心慌的感觉，住院医生立刻做了心电图检测，这才发现是心房颤动。于是立即用药控制住了病情，并以此判断张阿姨平时发作心悸,可能就是由心房颤动导致的。经进一步检查,张阿姨属于阵发性心房颤动。

在治疗方面,医生首要考虑抗心律失常、抗凝等治疗。在经过规律治疗后,张阿姨心悸、心慌的次数明显减少了,持续时间也明显缩短了。张阿姨将家里腌制蔬菜的坛坛罐罐也收到了杂物间,并改正了不良的饮食习惯,并和中老年朋友积极分享自己的经历,避免更多人重蹈覆辙。

在我们感到心慌、心悸等不舒服时,一定不能忽视,要定期体检并及时去医院查明原因,这样才能防患于未然,拥抱健康美好的生活。

 定义

心房颤动(atrial fibrillation, AF)简称房颤,是一种常见的心律失常,是指规则有序的心房电活动丧失,代之以快速无序的颤动波,是严重的心房电活动紊乱。

 病因和风险因素

心房颤动的病因和风险因素是多种多样的,以下是一些常见的引起心房颤动的病因和风险因素。

（一）高血压

长期高血压会使心脏的负担增加,增加心房颤动的发生风险。

（二）冠心病、心瓣膜病变

冠心病、心瓣膜病变等器质性心脏疾病会增加心房颤动的患病风险。

（三）甲状腺功能亢进

甲状腺功能亢进(简称甲亢)患者患心房颤动的风险较高。

（四）年龄

随着年龄的增长,心房颤动的发生风险会增加。

（五）饮酒、吸烟

长期酗酒和大量吸烟会增加心房颤动的发生风险。

（六）遗传因素

家族中有心房颤动病史的人群，患病风险也会增加。

以上因素可能单独或联合作用导致心房颤动。了解和控制这些病因和风险因素，可以帮助降低心房颤动的发病风险，减少并发症的发生。如果存在心房颤动的风险因素，应及时就医进行评估和治疗。

 临床表现

心房颤动可见以下症状：心悸、心慌、胸闷、胸痛、气短、疲劳、头晕、恶心或胃部不适感等（图 1 - 3）。

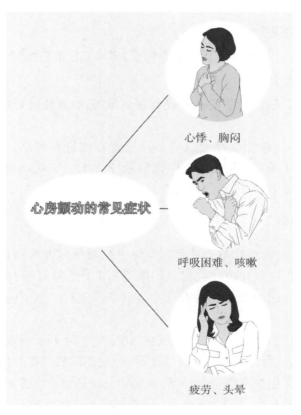

图 1 - 3　心房颤动的常见症状

四　诊断

对于心房颤动的诊断通常包括以下几个方面。

（一）临床检查

医生询问病史和症状，并进行体格检查。

（二）心电图检查

心电图检查可以识别心律失常类型，显示心房颤动的特征波形。

（三）心脏超声检查

心脏超声检查可以评估心脏结构和功能，检查心脏瓣膜是否异常，观察有无形成的血栓。

（四）血液检查

包括血液生化指标、甲状腺功能等检查，排除其他潜在疾病。

（五）其他辅助检查

如 24 小时动态心电图、心血管磁共振成像等，有需要时可能会行进一步的检查。

心房颤动的诊断需要综合以上多种检查方法进行评估，明确诊断后，医生将根据患者的具体情况制订个性化的治疗方案。如果出现心房颤动的相关症状，应及时就医进行评估和治疗。

五　治疗和管理

心房颤动的药物治疗与管理是根据患者的具体情况来制订的。常用药物有：抗心律失常药物（如胺碘酮、普罗帕酮等），β 受体阻滞剂、钙离子通道阻滞剂、抗凝药物、抗血小板药物等治疗。必要时需要进行心脏消融术、心脏起搏器植入术。

患者需配合医生积极治疗，遵医嘱按时服药、定期复诊。同时需保持健康的生活方式，低盐、低脂、高纤维饮食；适度运动；戒烟限酒。在心房颤动的治疗过程中，密切配合医生非常重要，根据病情变化及时调整治疗方案，有助于控制病情，减少并发症的发生。

六　预防

预防心房颤动非常重要，以下是一些有效的预防措施和建议。

（一）保持健康的生活方式

1. 健康饮食　遵循均衡营养的饮食，限制高脂肪、高胆固醇食物的摄入。

2. 适度运动　定期参加适量的有氧运动，如散步、慢跑或游泳，保持身体健康。

3. 减轻体重　如有超重或肥胖问题，通过健康饮食和运动来控制体重。

（二）管理慢性病

1. 控制高血压　定期监测血压，遵循医生的治疗方案，保持血压稳定。

2. 管理糖尿病　定期监测血糖，保持血糖在正常范围内。

3. 控制血脂　维持良好的血脂，限制摄入高胆固醇食物。

（三）戒烟限酒

1. 戒烟　戒烟有助于降低心房颤动的发生风险。

2. 限酒　饮酒过量会增加心房颤动的风险，要适度饮酒。

（四）定期体检和监测

1. 定期体检　定期进行体检，早发现、早治疗。

2. 监测心律　如有心脏不适，及时就医。

通过采取健康的生活方式、及时管理慢性病、戒烟限酒、减轻压力等措施，可以有效降低心房颤动的发生风险。定期进行健康检查，及时发现问题并采取措施，有助于预防心房颤动及其相关并发症。

七 研究进展

心房颤动的防治是一个不断发展的领域，研究者们一直在努力寻求新的治疗方法和策略。以下是一些最新的研究和进展。

（一）心房颤动的个性化治疗

研究人员越来越重视个性化治疗，通过基因组学和遗传学的研究，致力于发现不同患者对心房颤动治疗的个体化反应，以便制订更加精准的治疗方案。

（二）新药物研发

不断有新型抗心律失常药物和抗凝血药物被研发和推出，这些药物对控制心房颤动的发作和并发症有望提供更好的选择。

（三）心脏消融术的进展

心脏消融术是一种通过导管治疗心房颤动的手术，随着技术的进步和高度

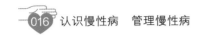

专业化,心脏消融术的成功率和安全性在不断提高。

　　(四)心脏起搏器与心律调节器的新功能

　　心脏起搏器和心律调节器的新功能不断推出,如智能频率调整等,为心房颤动患者提供更多治疗选择。

　　以上是一些针对心房颤动防治领域的最新研究和进展,科研界在不断努力探索新的治疗方法和策略,以提高治疗效果、降低风险,帮助心房颤动患者更好地管理病情,提高生活质量。

第四节　慢性心功能不全

/ 案例分析 /

　　吴爷爷,65岁。虽然他已经双鬓斑白,但一直保持着运动健身的好习惯,他每天早晨都要步行去附近公园进行晨练。每次晨练回家后吴爷爷都会拿一份最新的报纸再点上一支烟、泡一杯茶开始看报,日复一日,年复一年,现在他手中的报纸换成了手机,但吸烟、泡茶的流程必不可少。

　　吴爷爷从20岁开始就开始吸烟,至今已有45年的吸烟史,其间虽然反反复复戒烟、控烟十余次,但收效甚微,渐渐地,他也就放弃了。

　　到了晚上,吴爷爷时常会在晚饭时拿出老工友推荐的药酒喝上一小杯。老工友和吴爷爷说,到他们这个岁数了,白酒虽然喝不了太多,但是药酒活血化瘀的效果更好,再配合晨起早练事半功倍,很多老年朋友到七八十岁还是精神饱满、容光焕发,也不用三天两头地往医院跑,对自己、老伴和子女来说都是件天大的好事。

　　吴爷爷深以为然,虽然有时锻炼久了会有些憋气,但自己的睡眠质量和气色都非常好。当他感染了新型冠状病毒时,他的症状也较于其他老年人轻。患病那段时间,虽然晨练日常也因此而中止,但早睡早起、喝茶和看资讯的习惯还是保持了下来。

　　可令人意外的是,一天早上吴爷爷在锻炼身体的时候出现喘息,伴胸闷、憋气,但没有头晕、头痛、恶心、呕吐的感觉,休息一会儿之后吴爷爷感觉胸闷慢慢好转了,以为自己是有些劳累,休息休息就好了,故没有过多重视,更没有去医院就诊。

　　此后,吴爷爷喘息、胸闷经常发作,常常是在活动后出现,并且症状有加重趋势。虽然吴爷爷心里一直不相信这是什么很大的健康问题,但还是去医院进行进一步诊治。

　　医生仔细询问病史后,做了相关检查,最终诊断吴爷爷为"慢性心功能不全",并予以利尿剂、强心药等药物治疗。之后他的症状较前有所缓解,并在医生的建议下开始减少吸烟,酒也慢慢不喝了,养成了健康的生活习惯。

　　慢性心功能不全是一种需要长期管理的疾病,平时要遵医嘱服药、定期监测,并且要注意饮食、适度锻炼,养成良好的生活习惯。

定义

　　慢性心功能不全(chronic heart failure,CHF)亦称慢性心力衰竭或慢性充血性心力衰竭,它是由各种原因引起的心脏病变最终导致的心功能失代偿表现,是临床常见的综合征和危重症,也是全球最主要的死亡原因。

病因和风险因素

　　慢性心功能不全的发病原因多种多样,以下是一些常见的病因和风险因素。

（一）冠心病

心肌缺血、心肌梗死等导致心肌受损,是慢性心功能不全的主要原因。

（二）高血压

长期高血压会导致心脏负荷增加,最终引起心力衰竭。

（三）心脏瓣膜病变

心脏瓣膜异常(如二尖瓣狭窄、主动脉瓣狭窄)等导致心脏泵血功能受限,进而引起心功能不全。

（四）心肌病变

如感染或其他原因引起的心肌炎症会影响心肌功能。

（五）心律失常

恶性心律失常会导致心力衰竭。

（六）其他

糖尿病、高胆固醇、肥胖、吸烟、酗酒、缺乏运动、压力、年龄等。

以上是一些导致慢性心功能不全的常见病因和风险因素,了解这些因素有助于预防和及早干预,减少患慢性心功能不全的风险。如果担心患病,请及时咨询医生,接受专业评估和治疗。

三　临床表现

慢性心功能不全的症状可能会因个体情况而异,但通常有以下常见症状:心慌、心悸、呼吸困难、乏力、水肿、恶心、腹胀、头晕不适等(图1-4)。

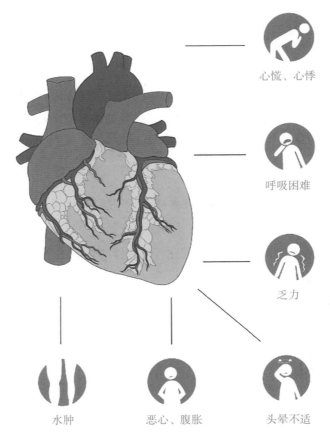

心慌、心悸

呼吸困难

乏力

水肿　恶心、腹胀　头晕不适

图1-4　慢性心功能不全的临床表现

四 诊断

患者就医后,通过询问病史、结合患者症状及体征,进行血液检测及心电图、心脏超声等检查明确诊断。

如果出现心慌、胸闷等以上症状,尤其是呼吸困难、持续性乏力和水肿等症状,应及时就医进行详细的诊断。早期发现和治疗慢性心功能不全是非常重要的,有助于降低并发症发生的风险,提高生活质量。

 五 治疗和管理

慢性心功能不全的药物治疗和管理是多方面综合进行,旨在减轻症状、延缓病情进展,并提高患者的生活质量。常用药物包括:利尿剂、ACEI/ARB类药物、钙离子通道阻滞剂、β受体阻滞剂、抗凝药物等。患者需要定期复诊,行心脏超声、心电图等检查,以监测心脏功能和调整治疗方案。同时,患者需保持健康的生活习惯,健康饮食、适度运动、控制体重、戒烟限酒等。

如果被确诊为慢性心功能不全,应严格遵医嘱用药、控制食盐摄入、注意体重变化,定期称重、根据医嘱限制液体摄入、控制其他疾病、适度休息、预防感染,并定期复诊和监测。

慢性心功能不全是一种需要长期管理的疾病,秉持积极的态度,密切配合医生,严格执行治疗和管理措施,有助于减轻症状、延缓疾病进展,提高生活质量。

六 预防

预防慢性心功能不全的关键在于采取积极的健康生活方式和控制可能导致心脏疾病的危险因素。要注意健康饮食、适度运动、保持健康的体重范围、戒烟限酒、控制高血压和血糖、定期体检、合理用药、避免过度工作和压力,感到不适时,要及时就医。始终保持健康的生活方式和定期体检对预防心血管疾病至关重要。

七 研究进展

慢性心功能不全的防治一直是心血管领域的研究热点之一,不断有新的进展和研究成果涌现。

(一)精准医学治疗

基于遗传学、分子生物学等新技术的精准医学研究,有助于制订个性化的治

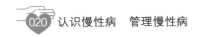

疗方案,提高患者的疗效和生存率。

（二）免疫治疗

免疫治疗在慢性心功能不全中的应用逐渐受到关注,有望通过调节免疫,减轻心脏炎症和改善心功能。

（三）干细胞治疗

干细胞治疗作为一种新兴的治疗方式,在心血管领域的研究中逐渐得到应用。

（四）人工智能和大数据

结合人工智能和大数据技术,可以更准确地识别和预测心脏疾病风险,为个性化的治疗和管理提供支持。

（五）心脏健康监测技术

发展新的心脏健康监测技术（如可穿戴设备、远程监测等）,有助于实时监测心脏功能,提前发现并干预心脏问题。

这些最新研究以及技术的发展,为慢性心功能不全的预防和治疗提供了新的思路和方法,有望促进患者的康复和生活质量的提升。随着科学技术的不断进步,相信将会有更多有益于慢性心功能不全患者的研究成果和治疗方法不断涌现。

第二章　呼吸系统疾病

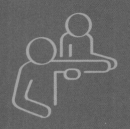

第一节　慢性支气管炎

/ **案例分析** /

刘阿姨,75岁,独居在乡下。虽然她的腿脚不方便,但是并不影响日常生活。她平时没有严重的健康问题,但是有一个老毛病一直困扰她。11年前,刘阿姨得了一场重感冒,在出现发热、胸闷、咳嗽、咳脓痰等一系列症状后,虽然病情及时控制并得到了缓解,但以后每逢冬春换季之时,刘阿姨常常咳嗽、咳痰、气短,并且随着时间推移,症状反复加重。

近2年来,刘阿姨在劳动或运动后常感心悸,她开始怀疑是自己的老毛病又犯了,虽然每次都是持续一阵就能控制住,但明显感觉症状一次比一次的加重。

而自己独居在家腿脚不便,就连做饭的柴火也是亲戚帮忙囤积在屋内,再加上子女又在外地务工,她也就没有及时前往医院做详细检查,都是在药店买些药品缓解症状。

1周前,降温明显,并开始下雪。刘阿姨又开始咳嗽,而在某一天起床后,在往火盆里加煤时更是发觉咳嗽加重、咳白痰、胸闷气短明显,还开始发热,感到恶心,此时刘阿姨终于在家人的陪同下前往医院就诊。

医生根据刘阿姨的症状,做了相应的检查后,确诊她患有慢性支气管炎,于是给予抗感染、平喘、化痰等药物治疗,经过1周规范治疗后,刘阿姨的病情逐渐好转,各项指标也均在恢复。

慢性支气管炎是一种慢性呼吸系统疾病,平时要注意预防感染,并且要锻炼身体,定期去医院检查。

定义

慢性支气管炎简称慢支,是由感染或非感染因素导致的气管、支气管黏膜及其周围组织的慢性非特异性炎症。慢性支气管炎一般与吸入有害气体、粉尘或化学物质等慢性刺激引起,也可能与感染、遗传等因素有关。

病因和风险因素

引起慢性支气管炎的病因和危险因素有多种,主要包括以下几个方面(图2-1)。

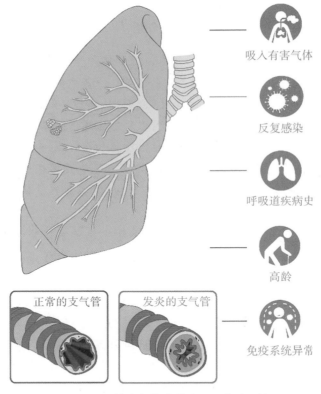

图2-1　慢性支气管炎的病因和危险因素

（一）吸入有害气体和颗粒物质

长期吸入烟草的烟雾是最主要的致病因素之一,也是慢性支气管炎最常见的原因。工作环境中的化学物质(如工业废气、粉尘等)或空气污染有关的职业、环境暴露也会导致慢性支气管炎。此外,家庭环境中的二手烟、燃煤等因素也可能引起气道炎症。

（二）反复感染

病毒、细菌等引起反复呼吸道感染,导致气道炎症反复发作,进而导致慢性支气管炎。

（三）呼吸道疾病史

曾患有哮喘等呼吸道疾病的个体,更容易发展成慢性支气管炎。

（四）高龄

年龄增长是慢性支气管炎的风险因素之一,主要因免疫系统功能下降、气道弹性减退等因素导致。

（五）免疫系统异常

免疫系统异常、免疫功能低下的状况容易导致呼吸道感染,增加患慢性支气管炎的风险。

了解引起慢性支气管炎的病因和风险因素,有助于我们采取措施减少患病风险。可通过保持健康的生活方式、避免接触有害环境、定期体检等方式降低发病率。若已患有慢性支气管炎,及时识别和管理潜在危险因素,包括避免感染、受凉、吸烟、饮酒等,也是预防疾病进展的重要一步。

三　临床表现

慢性支气管炎是一种慢性气道炎症,常见症状有:咳嗽、咳痰、呼吸困难、胸闷、气短等。

四　诊断

（一）病史询问和体格检查

医生会仔细询问相关病史,并进行全面的体格检查。

（二）肺功能检查

评估肺功能。

（三）胸部 CT 检查

观察是否有肺部病变、积液等情况。

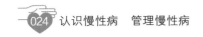

（四）痰液相关检查

协助检测病原体。

（五）其他

有时需完善血常规、肝/肾功能、血气分析等协助诊断。

慢性支气管炎的诊断需要综合病史、临床症状和检查结果，由专业医生进行综合判断。及早发现疾病，采取合适的治疗措施对缓解症状、延缓疾病进展非常重要。

 五　治疗和管理

慢性支气管炎的药物治疗和管理旨在缓解症状、减轻炎症反应、防止并发症并促进气道通畅。常用药物包括：支气管扩张剂（如 β 受体激动剂、抗胆碱能药物等）、类固醇类药物（如吸入性糖皮质激素、口服糖皮质激素等）、止咳化痰药物、抗生素等。除药物治疗外，氧气支持、物理促进排痰也非常重要。此外，要避免吸烟及被动吸烟，远离空气污染物。注重个人卫生，养成良好的生活方式，加强锻炼，提高免疫力。定期到医院复查，根据病情及时调整治疗方案。

如果被诊断患有慢性支气管炎，要严格遵守医生治疗方案：遵医嘱规范服用药物，不可擅自增减剂量或停药。同时要保持良好的生活习惯：戒烟、均衡饮食、适量运动、保持充分睡眠、避免感冒，注意个人卫生、定期通风。此外，要定期复查和监测。及时接受治疗、规范用药、注意生活方式调整、控制病情、减轻症状，以提高生活质量。如果症状加重、出现不明原因的不适或有新症状出现时，及时就医。

 六　预防

预防慢性支气管炎的关键在于避免接触致病因素，保持健康的生活方式和养成良好的个人卫生习惯。要戒烟；注意家庭环境卫生、定期通风换气、减少室内空气中的污染物浓度；避免长时间暴露在有害环境中；加强体育锻炼和提高免疫力；避免感染；规律体检和及时就医：规律体检可以及早发现潜在问题，及时就医有助于早期诊断和治疗慢性支气管炎。

有效预防慢性支气管炎需要全面、多方位的措施，结合个人的健康状况和生活环境，采取适当的预防措施，有助于降低患病风险。保持健康的生活方式、远离有害环境和病原体，是预防呼吸道疾病的关键。

七　研究进展

慢性支气管炎是一种常见的慢性呼吸道疾病。目前的一些最新研究和进展有：生物制剂治疗、精准医疗和个体化疗法、基因治疗、免疫疗法和数字健康管理、疫苗研发等。研究者们在不断探索和研究中努力寻找更有效的治疗手段和预防策略。

第二节　慢性阻塞性肺疾病

/ 案例分析 /

赵先生，55岁，就职于一家大型建筑公司，平时辗转于各类工地与建材市场之间。他从18岁开始抽烟，至今已有30余年的吸烟史。

人情往来、商业合作、社交走动，虽然赵先生出没的场地各不相同，但几乎每一个场所都是烟雾缭绕之地，当然还少不了尘土飞扬的建筑工地。

赵先生通常都是凌晨到家，妻子准备的猪肝汤或者梨汤也很少能吃上几口，基本上是呕吐漱口之后便拖着烂醉的身体沉沉睡去。

长此以往，除了患上高血压与高血脂之外，赵先生还时常感觉咽部有一口吐不出的痰，但他没有去医院，每次感觉难受的时候只是喝上几口枇杷膏而已。

10年前，他开始出现咳嗽，并常常咳出少量白痰，而且症状加剧多在冬春季。赵先生心想吸烟的人或多或少都有些小毛病，也并没有在意。

5年前赵先生的咳嗽、咳痰明显加重，并且伴有胸闷、气短。近3年来，每年冬春季赵先生咳嗽、咳痰持续不断，气短加重，经常自行服用消炎止喘药。

3天前赵先生深夜回家着凉后感到病情明显加重，口服消炎药后没有明显缓解，于是立刻去了医院就诊。

医生仔细询问了赵先生的病史，根据相应的体格检查和化验检查后，诊断为慢性阻塞性肺疾病，给予了抗炎、平喘、化痰等治疗，赵先生的症状有了明显好转，并且相应的指标也都很快恢复。考虑到赵先生有其他慢性病，之

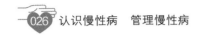

后的治疗与随访也无疑是一场漫长的路。

当确诊为慢性阻塞性肺疾病后一定要遵医嘱治疗,平时注意避免感染,最重要的是保持健康的生活习惯,并定期去医院体检。

 定义

慢性阻塞性肺疾病(chronic obstructive pulmonary disease,COPD)简称慢阻肺,是一种具有气流阻塞特征的慢性支气管炎和(或)肺气肿,可进一步发展为肺心病和呼吸衰竭的常见慢性病。慢性支气管炎和肺气肿可能同时存在,也可能单独存在。

(1)慢性支气管炎:慢性支气管炎指的是持续或反复发作的气道炎症,导致气道黏膜增生、痰液分泌增多和气道狭窄。典型症状包括持续的咳嗽和咳痰,特别是早晨和晚上症状加重,并可能伴有气促、胸闷等症状。

(2)肺气肿:肺气肿是气道壁破坏和肺泡结构受损,以持续异常含气量过多、过度膨胀、气道壁破坏为特征的慢性病。主要症状包括呼吸困难、气促、胸闷等,严重时可能出现气胸等并发症。COPD常见的共同症状包括气促、咳嗽、咳痰、胸闷等。目前,COPD确切病因尚不清楚,可能是内因(个体易患因素)与外因(环境因素)共同作用的结果。早期诊断和干预对于COPD的治疗和管理至关重要。如果怀疑患有COPD或有相关症状,建议尽早就医进行评估和诊断,制订适合的治疗方案。

 病因和风险因素

COPD的发生和发展受多种因素影响,以下是引起COPD的主要病因和风险因素。

(一)吸烟

吸烟是导致COPD最主要的危险因素,长期吸入香烟烟雾中的有害化学物质会损害肺部组织、导致气道炎症和支气管狭窄。

(二)空气污染

长期暴露于被污染的空气中,如废气、化学气体、粉尘等,也会增加患COPD

的风险。

（三）职业暴露

长期从事工业、建筑、采矿等行业的人群暴露于粉尘、化学物质等有害物质中，可能增加 COPD 患病风险。

（四）遗传因素

遗传因素也可能导致 COPD，如 α-抗胰蛋白酶缺乏等可能增加患病风险。

（五）反复呼吸道感染

频繁患有呼吸道感染，尤其是既往因感染引起肺部损伤，也可能是 COPD 的一个风险因素。

（六）哮喘

长期患有严重哮喘，未经适当治疗，也可能发展为 COPD。

（七）年龄和性别

随着年龄的增长，肺部功能逐渐下降，老年人更容易患 COPD。男性患 COPD 的风险也比女性更高。

（八）肺部发育异常

出生时肺部发育的异常、早产儿等情况，也可能增加患 COPD 的风险。

了解引起 COPD 的病因和风险因素有助于提前采取预防措施，如戒烟、避免污染、定期体检等，减少患病风险。如果有多种风险因素存在，应尽早就医进行评估和管理，以便及时干预和治疗，阻止病情进展。

 临床表现

COPD 的常见症状主要包括呼吸困难、咳嗽、咳痰以及气短。这些症状可能会逐渐发展并加重，严重影响患者的生活质量。

（一）气短

患者常感到气短，尤其在活动时更明显，可能伴随轻度体力活动时感到呼吸困难。

（二）咳嗽

持续或反复出现的咳嗽，尤其在早晨或晚上加重，可能伴有痰液分泌。

（三）咳痰

咳嗽过程中咳出的痰液可能多而黏稠，有时带有血丝。

（四）胸闷

患者可能感到胸部不适、沉闷或压迫感。

四 诊断

（一）病史询问

医生会询问患者的症状、疾病史、暴露于有害因素的情况等。

（二）肺功能检查

包括肺活量等指标，可评估肺功能情况。

（三）胸部 X 线检查或 CT

可用于排除其他肺部疾病并评估肺部结构情况。

（四）动脉血气分析

可评估疾病严重程度。

（五）痰液检查

对痰液进行细菌培养和药敏试验，排查感染或评估治疗药物敏感性。

（六）其他检查

根据病情需要，还可以进行呼吸道通气功能评估、肺部功能影像学检查等。

COPD 的诊断需要综合考虑患者的症状、体征和辅助检查结果，在排除其他肺部疾病后做出判断。早期诊断和干预对于控制疾病发展、缓解症状至关重要。因此，一旦怀疑患有 COPD 或出现相关症状，建议尽早就医诊治。

五 治疗和管理

COPD 的药物治疗和管理旨在缓解症状、减轻气道炎症、改善呼吸功能和提高生活质量。常用药物有：支气管扩张剂（β_2 受体激动剂、抗胆碱能药物等）、糖皮质激素、止咳化痰药物、抗感染药物等。此外，氧气支持治疗及呼吸锻炼也非常重要。在使用药物治疗时应配合完成医生的治疗方案，定期复查并调整治疗方案。同时，应避免吸烟和暴露于有害气体，保持室内空气清洁，有利于控制病情并减少急性加重发作的风险。

总的来说,COPD 的治疗和管理需要综合考虑药物治疗、非药物治疗和生活方式干预,重点是缓解症状、提高生活质量、减少急性加重发作,并尽量降低并发症的风险。

如果确诊患有 COPD,建议按如下方式管理。

(1) 遵医嘱治疗:严格按照医生的建议和处方用药。

(2) 控制危险因素:避免暴露于有害气体、化学物质和颗粒物等环境污染源。

(3) 定期复诊:定期复诊,监测疾病的进展和治疗效果,及时调整治疗方案。

(4) 保持健康的生活方式:健康饮食,适度体育锻炼,保持正常体重;避免过度劳累和情绪激动。

(5) 呼吸训练:参加呼吸康复项目,学习正确的呼吸技巧,提高肺功能和生活质量。预防并发症:预防呼吸道感染,减少急性加重发作。

如有不适,及时就医治疗。

患有 COPD 需要长期管理和持续关注,自我管理和积极的生活方式对于减缓疾病进展和提高生活质量至关重要。同时,定期复查、与医疗团队密切合作、避免诱发急性加重、及时应对并发症。

 六　预防

预防 COPD 的关键在于减少危险因素暴露、保持健康生活方式,并及早干预潜在的肺部问题。以下是一些有效的预防措施(图 2 - 2)。

(一)戒烟

戒烟是预防 COPD 最重要的措施,吸烟是引起 COPD 的主要危险因素,即使已患有 COPD,戒烟仍能减缓疾病进展。

(二)避免有害颗粒物暴露

减少被动吸烟、避免空气污染、减少接触化学气体、粉尘等有害颗粒物的暴露。

(三)定期体检和筛查

定期进行肺功能检测、胸部 X 线检查等筛查,有助于早期发现潜在的肺部问题,尤其是高危人群。

(四)健康饮食

保持均衡的饮食有助于维持肺部健康和免疫功能。

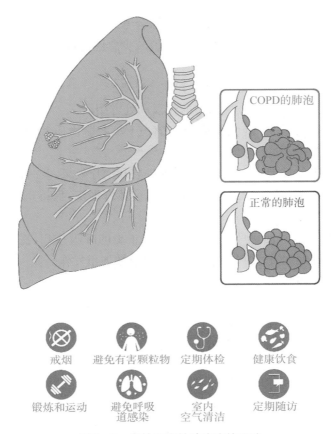

图 2-2　慢性阻塞性肺疾病的预防

（五）锻炼和运动

保持适度的体育锻炼和运动,有助于增强肺功能和耐力,改善身体素质。

（六）避免呼吸道感染

减少与呼吸道感染源的接触,勤洗手、避免进入人群拥挤场所等有助于预防呼吸道感染。

（七）室内空气清洁

保持室内空气清洁,定期通风、减少室内污染物的产生,有利于呼吸健康。

（八）定期随访

对于有患病家族史或有危险因素的人群,建议定期进行体检和随访,以及及时干预潜在疾病问题。

预防 COPD 是一个综合性工作,需要患者和医生共同的关注和配合。

 研究进展

COPD 的防治一直备受关注,近年来出现了一些重要的研究和进展:精准医学和个体化治疗、基因治疗和细胞治疗、新型药物研发、疫苗研发等。这些研究和进展为 COPD 的防治提供了新的思路和技术支持,有望帮助提高患者的生活质量、减少并发症的发生以及延缓疾病的进展。但需要强调的是,这些研究尚处于实验室或临床试验阶段,未来可能需要更多的研究和验证才能实现临床应用。

第三节　支气管哮喘

/ 案例分析 /

韩女士就职于一家互联网企业,在连续加班了两周后,她与高中同学约好一起去旅游。

到了目的地,在聚餐闲聊之后,韩女士的同学偶然看到当地新举办的花卉展览会,便决定去当地拍照打卡。韩女士很少参加这种展览,但抵不住身边人的热情推荐,还是决定欣然前往。

到了现场之后,各种装饰着鲜花的装饰景观确实让韩女士心情愉悦,而各种鲜花的花香也让每天被各种香水包裹的她印象深刻,可能是这种突然的不习惯,韩女士总是感觉鼻子不舒服,也开始偶尔咳嗽,不过和同学说说笑笑,白天的时间倒也很快就结束了。

正当她晚上准备去吃饭逛街的时候,呼吸道异常的感觉让韩女士非常难受。阵发性喘息气短,伴咳嗽,之后便是非痉挛性咳嗽,咳白色黏痰,难咳出,胸闷。韩女士随即表示需要回到酒店休息。

在酒店中,之前工作的劳累与白天身体的疲惫便席卷而来,韩女士便决定喝点水然后早点休息。但这次的睡眠并不安稳,几小时后便出现了呼吸憋醒现象。韩女士没有任何犹豫,立刻去往当地医院就诊。

经过一系列的问诊、查体及相关辅助检查,尤其是得知韩女士去了当天举办的花卉展览后,医生诊断她为因花粉过敏导致的支气管哮喘,并积极给予

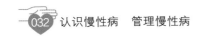

氧疗、舒张支气管、控制感染、促进排痰等治疗。之后韩女士的症状有了明显缓解，并于次日回到了日常工作、生活之中。

得了支气管哮喘，需要重视病情的管理和控制，避免诱发因素并尽量减少发作风险，并且要具备应对急性发作的知识。

一 定义

支气管哮喘是一种慢性呼吸系统疾病，其特征是呼吸道的炎症和痉挛，导致气道收缩、黏液分泌增多、呼吸困难和哮鸣声的症状。主要表现为发作性的喘息、气促、咳嗽和胸闷感。

二 病因和风险因素

支气管哮喘是一种复杂的疾病，其发病原因并不完全清楚，但与遗传和环境因素相关。以下是一些引起支气管哮喘的常见病因和风险因素。

（一）遗传因素

家族史：支气管哮喘具有家族聚集性，有一方或双方父母患有哮喘的人更容易发展为哮喘。

（二）过敏因素

过敏原：如尘螨、动植物的皮毛、真菌、花粉、气味、某些食物等，接触后引发过敏性哮喘。

（三）环境因素

空气污染：室内和室外环境中的有害气体、粉尘、烟雾等都可能造成气道刺激，诱发哮喘发作。

（四）吸烟和二手烟暴露

吸烟和暴露于二手烟均可加重哮喘症状、增加急性发作风险。

（五）气候变化

气候变化、气温变化、高温、潮湿等都可能诱发哮喘发作。

（六）呼吸道感染

呼吸道感染也可能引发哮喘发作。

（七）其他因素

过度劳累、情绪激动、某些药物（如阿司匹林、β受体阻滞剂等）、运动等也可能诱发或加重哮喘症状。

了解哮喘的病因和风险因素对于预防和管理疾病至关重要，及早识别潜在的风险因素，采取相应的预防措施有助于降低发生哮喘的可能性。

 临床表现

支气管哮喘通常表现为气道炎症和气道高反应性，最常见的症状是喘息、气促、咳嗽和胸闷感。

 诊断

（一）诊断方法

1. 症状评估　症状、发作频率、诱因、持续时间等。

2. 肺功能检查　评估肺功能。

3. 过敏试验　检测过敏原是否引发症状。

4. 支气管激发试验和舒张试验　通过吸入化学刺激物或药物测试气道反应性。

5. 胸部 X 线或 CT 扫描　用于排除其他疾病，如肺部感染或气道异物等。

6. 痰液检查　排查是否有感染等。

（二）分类

支气管按照发病时的症状，可分为轻度、中度、重度（图 2 - 3）。

1. 轻度　症状轻微，夜间发作不频繁。

2. 中度　症状明显，夜间发作频繁，影响日常生活。

3. 重度　持续性症状，夜间发作频繁，严重影响生活质量。

支气管哮喘的确诊需要结合症状、病史、体格检查和相应的实验室检查。及早发现、早期干预和规律治疗有助于控制症状、减少发作频率，维持正常生活和提高生活质量。

 治疗和管理

支气管哮喘的药物治疗是管理和控制哮喘症状的关键。常用药物包括：吸入类固醇激素、支气管扩张剂、白三烯受体拮抗剂等、茶碱制剂等。医生会根据

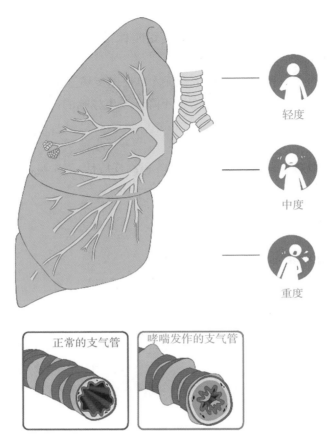

轻度

中度

重度

正常的支气管　哮喘发作的支气管

图 2-3　支气管哮喘的分类

患者病情、年龄、症状严重程度以及哮喘控制水平选择最合适的药物,制订个体化治疗方案。治疗期间应定期复诊,评估病情和药物疗效,调整治疗方案。此外,保持健康生活方式,避免诱发因素,如吸烟、过敏原、空气污染等也非常重要。

支气管哮喘的治疗是长期的过程,重在预防和控制症状,防止急性发作和并发症的发生。合理使用药物、定期监测病情、避免诱发因素、保持良好的生活方式等措施有助于减轻症状,提高生活质量。

如果诊断患有支气管哮喘,请参考以下建议。

（一）遵医嘱进行治疗

严格按照医嘱用药,定时规律服药,不擅自增减药量。学会正确使用吸入器具,确保药物充分吸收到肺部。

（二）监测症状和触发因素

注意观察和记录哮喘症状的发作频率和严重程度。尝试识别和避免个人可能的哮喘触发因素,如过敏原、气候变化、感染等。

（三）保持清洁空气和健康环境

保持居住和工作环境的清洁卫生,定期清洁换洗床上用品和窗帘。避免室内空气污染,定期通风,使用空气净化器。

（四）哮喘自我管理

学会自我监测哮喘症状和用药效果。学习如何控制呼吸,应对急性哮喘发作。

（五）生活方式管理

合理饮食,保持规律运动,提高免疫力。

（六）定期复诊和检查

定期复诊,评估病情状况和调整治疗方案。

重视病情的管理和控制,避免诱发因素并尽量减少发作风险。遵医嘱治疗,加强自我管理,保持健康的生活方式,能够有效减轻症状,提高生活质量。

六　预防

预防支气管哮喘的发生是非常重要的,以下是一些有效预防支气管哮喘的方法:避免过敏原和诱发因素、保持健康生活方式、定期体检和预防接种、遵循医生建议治疗和监测。通过这些有效的预防措施,可以减少支气管哮喘发病的风险,提高生活质量。

七　研究进展

支气管哮喘是一种慢性炎症性疾病,近年来在其防治方面有不断的新进展和研究。支气管哮喘在生物制剂治疗、精准医学治疗、免疫治疗、远程医疗服务、生活干预和心理支持等方面有一些进展。随着科技的不断进步和医学的不断发展,我们相信未来对于支气管哮喘的治疗和管理会有更多创新和突破,为患者带来更好的治疗效果和生活质量。

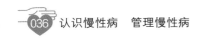

第四节　肺结节

／ 案例分析 ／

张女士,30岁,几个月前刚搬进租住的新房。虽然房子整体装修布局非常精致,但因刚装修不久,若隐若现的甲醛味还是让她担心自己的身体健康问题。

张女士每天都会将窗户打开给房间通风,但她每天都感觉自己无精打采、没有精神。随着时间的推移,张女士越来越觉得自己身体的不适是房子残留的化学品导致的,最终她前往当地医院体检中心体检。

医生在听张女士倾诉完她的烦恼后,开了一个胸部 CT 检查。张女士的胸部 CT 显示:右上肺存在一个实性结节,且边缘略有毛糙的现象。

张女士在得知结果后非常惊恐,虽然一开始情绪非常激动,但是在门诊医生的安慰下还是决定听取医生的建议,进行一系列的检查。几天后,张女士怀着忐忑的心情终于再次前往医院拿取了病理检查结果,结果却显示张女士的结节其实是低分化的腺癌。

万幸的是,张女士进一步做完全身检查后,并没有发现其他转移病灶。随后医生对该恶性结节进行了手术切除,手术一切顺利。

当我们得知有肺结节时,一定要尽快完善相应的检查,确定其是否为恶性肿瘤,并且定期复查。在日常生活中也一定要注意居住工作环境,减少心肺疾病发作的风险。

 定义

肺结节是指肺部组织内部直径<3cm 且形态规则的圆形或椭圆形病灶。肺结节通常是通过 X 线、CT 或其他影像学检查发现的,它并不是一种独立的疾病,而是一种肺部病变的表现。肺结节可能是肿瘤、感染或其他因素引起的结果。

（一）肺结节的特征和性质

肺结节的特征和性质一般从其大小、形态、边缘等描述（图2-4）。

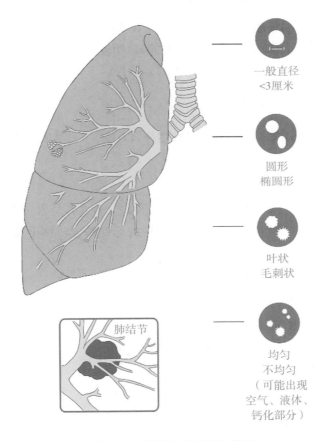

一般直径
<3厘米

圆形
椭圆形

叶状
毛刺状

均匀
不均匀
（可能出现
空气、液体、
钙化部分）

肺结节

图2-4　肺结节的特征和性质

大小：一般情况下，肺结节的直径＜3 cm。

形态：形态一般比较规则，如圆形或椭圆形。

边缘：在影像学上，肺结节的边缘可以是光滑的，分叶状，毛刺状等。

密度：肺结节的密度可以是均匀的也可以是不均匀的，有时可能出现空气、液体或钙化部分。

（二）肺结节的分类

恶性结节：可能是肺癌等恶性肿瘤所致。

良性结节：如肺部肉芽肿、炎性结节等。

原发性肺结节：来自肺部疾病。

继发性肺结节：来自其他器官恶性肿瘤转移至肺部。

肺结节不一定都是恶性的，有些可能是良性的或是其他疾病导致的结果。然而，及早发现和诊断肺结节是十分重要的，以明确病变的性质，并制订合适的治疗方案。

 ## 病因和风险因素

引起肺结节的病因和风险因素多种多样，以下是一些常见的导致肺结节形成的原因和可能的风险因素。

（一）肿瘤性疾病

1. 原发性肺癌　肺结节最常见的恶性原因之一，尤其是大量吸烟者。

2. 其他部位恶性肿瘤的转移　其他部位的恶性肿瘤转移至肺部，形成继发性肺结节。

（二）肺部感染和炎症

1. 肺结核　结核感染可能在肺部形成结节。

2. 真菌感染　如曲霉、念珠菌等。

3. 其他　细菌、病毒感染，或长期吸入颗粒物等。

（三）良性肿瘤和非肿瘤性疾病

1. 肺部肉芽肿　良性肉芽肿瘤常在肺组织形成结节。

2. 肺部脓疡　脓疡是肺部感染引起的化脓性炎症。

（四）炎症和结缔组织疾病

1. 肉芽肿性血管炎　一种影响小血管的炎症性疾病。

2. 类风湿关节炎　可能引起肺间质性结节。

（五）放射性肺结节

放射治疗（简称放疗）引起的放射性肺部损伤形成的结节。

以上因素是可能导致肺结节形成的一些常见原因和风险因素。然而，肺结节的形成并不一定意味着患有肺癌或其他恶性疾病，有些肺结节可能是良性的或由其他因素引起的。如果发现肺结节，及时就医进行全面的评估和检查，以明确其性质并制订合适的治疗方案。

三 临床表现

肺结节通常在早期没有明显的症状,常常是通过 X 线、CT 或其他影像学检查无意中发现的。然而,当肺结节较大或存在恶性肿瘤时,可能会出现一些症状。

当结节较大时,患者可能出现持续咳嗽或咳痰等症状。当结节压迫周围组织或神经时,可能出现胸痛不适。压迫肺部或气道时,可能导致呼吸困难。恶性肺结节可能导致咯血的症状。

四 诊断

（一）影像学检查

X 线、CT、MRI 等可提示肺结节可能的性质。

（二）生物标志物检测

如血液检测肿瘤标记物（如癌胚抗原、鳞状上皮细胞癌抗原等）。

（三）纤维支气管镜检查

通过支气管镜检查肺部的组织。

（四）穿刺活检

对可疑结节进行穿刺活检获取组织进行病理检查。

（五）正电子发射计算机断层显像（PET‑CT）

可更准确评估结节的性质。

如果发现肺部结节,医生可能会根据病史、临床表现和检查结果综合评估,以明确结节的性质。针对不同情况,会采取不同的治疗策略。因此,及早发现肺结节、明确诊断非常重要,有助于制订合理的治疗计划和提高治疗效果。

五 治疗和管理

肺结节的药物治疗和管理方式通常取决于结节的性质和原因,包括是良性还是恶性、是否需要进一步治疗或手术等。以下是针对不同类型肺结节可能采取的药物治疗和管理措施。

（一）良性肺结节

1. 定期随访观察 对于较小且无症状的良性肺结节,医生可能建议定期随

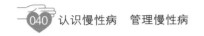

访观察,监测结节的变化。

2. 药物治疗　一些特定类型的良性肺结节可能需要药物治疗,如抗生素治疗感染性疾病引起的结节。

（二）恶性肺结节

1. 手术治疗　对于肺部恶性肿瘤导致的恶性肺结节,可能需要手术切除。

2. 放疗和化疗　其他治疗方式可能包括放疗、化学治疗（简称化疗）等。

3. 靶向治疗　针对某些特定类型的恶性肺结节,可能会选择靶向药物治疗。

（三）监测与随访

定期复查:无论结节性质如何,定期复查和监测是非常重要的,以追踪结节的变化和发展,并采取相应的治疗策略。

生活方式管理:保持健康的生活方式,如戒烟、避免吸入有害气体和化学物质,有助于减少结节恶变的风险。

肺结节的治疗方案由医生制订,并根据具体情况进行个体化的治疗方案。及早发现肺结节,明确诊断并根据不同性质采取相应措施是关键。

如果被诊断为肺结节,首先应保持镇定,然后及时寻求专业医生的帮助和建议,选择具有专业资质的医疗机构和医生,对肺结节进行全面评估和诊断。根据肺结节性质,制订个性化的治疗方案,如手术切除、药物治疗（如抗癌药物、抗生素等）、放疗等。根据医生建议进行治疗,同时定期复查和随访。保持健康的饮食习惯,增强免疫力,有助于身体康复。遵医嘱进行生活方式管理,戒烟和避免暴露于有毒气体中。

肺结节的治疗和管理是一个综合性工作,应该听从医生的指导,积极配合治疗和康复。与医生进行密切沟通,确保及时了解病情和治疗进展,以获得最佳的治疗效果。

 预防

肺结节的预防主要包括控制和预防可能导致结节形成的因素,以及保持肺部健康和增强免疫力。虽然无法完全预防肺结节的发生,但可以采取一些措施来减少患病的风险,如:戒烟和避免吸二手烟、保持良好的室内空气质量,避免暴露于有害物质中积极治疗肺部感染、定期体检和筛查、保持健康的生活方式等。如果发现自己有疑似肺部疾病的症状,应及时就医。

七 研究进展

肺结节的防治是一个备受关注的研究领域,近年来取得了不少进展。目前的一些研究聚焦在:液体活检技术、人工智能和深度学习技术、微生物组研究、免疫疗法、新型靶向治疗药物、精准医学和个性化治疗、肺部微创手术技术、大数据和生物信息学研究等。这些研究有助于提高对肺结节的认识、诊断的准确性和探索新型治疗策略,以更好地预防和治疗肺结节。

第五节 慢性呼吸衰竭

/ 案例分析 /

刘阿姨,68岁,退休后独居。她平日里就喜欢去捡各种各样的东西放在家中。渐渐地,家里的空间被各种各样的杂物所填满,连通行、落脚都成了问题。刘阿姨总是偶尔咳嗽、咳痰伴气喘,至今已经快15年了。

近两天来,刘阿姨因受风寒,咳嗽加剧,有黄痰且不易咳出,夜间烦躁睡不着,白天很困。

她在家人的陪同下就诊。医生查体发现刘阿姨的球结膜充血水肿,颈静脉怒张,桶状胸,呼吸浅而快。体格检查肺部叩诊呈过清音,两肺散在哮鸣音,肺底湿啰音。

在进一步完善检查和化验后,诊断刘阿姨患有慢性呼吸衰竭、慢性阻塞性肺疾病且合并肺部感染。

在给予氧疗、抗感染、舒张支气管、止咳化痰后,刘阿姨的症状有了显著改善。最终在家人的帮助下,对刘阿姨的居住环境进行了彻底的清理与消杀,刘阿姨的健康情况也在一天天地好起来。

一 定义

慢性呼吸衰竭是指各种原因引起的肺通气和(或)换气功能严重障碍,以致不能进行有效的气体交换,导致缺氧伴(或不伴)二氧化碳潴留,从而引起一系列生理功能和代谢紊乱的临床综合征。慢性呼吸衰竭常见于慢性肺部疾病,如慢性阻塞性肺疾病(COPD)、肺间质性疾病、呼吸肌无力等,也可能与一些系统性疾病如心脏病、神经系统疾病等相关。

 病因和风险因素

慢性呼吸衰竭的病因和风险因素多种多样,常见的病因和风险因素如下。

(一)慢性阻塞性肺疾病(COPD)

COPD 是引起慢性呼吸衰竭的最常见原因,主要包括慢性支气管炎和肺气肿等。

(二)间质性肺疾病

如肺纤维化、结缔组织病等引起的间质性肺疾病也可能导致慢性呼吸衰竭。

(三)神经肌肉疾病

呼吸肌无力、脊髓性肌萎缩症等神经肌肉疾病会影响呼吸肌的功能,导致呼吸衰竭。

(四)肺动脉高压

长期存在的肺动脉高压可导致右心功能不全,进而引发慢性呼吸衰竭。

(五)肺炎和肺纤维化

慢性反复发作的肺炎、肺结核等疾病可能导致肺部纤维化和受损,进而导致呼吸功能受损。

(六)心血管疾病

心血管疾病如充血性心力衰竭、冠心病等可能引起肺部水肿和气体交换障碍,导致慢性呼吸衰竭。

(七)先天性畸形

先天性气道畸形、胸廓畸形等可能影响呼吸系统的正常功能,引起慢性呼吸衰竭。

(八)环境因素和职业暴露

长期暴露于有害气体、化学物质、烟尘等环境因素会加重呼吸系统疾病,增加患慢性呼吸衰竭的风险。

了解引起慢性呼吸衰竭的病因和风险因素对于及早预防和诊断疾病具有重要意义。患有潜在风险因素的人群应该保持健康的生活方式,戒烟、避免接触有害物质、定期体检等,以降低患慢性呼吸衰竭的风险。若怀疑患有慢性呼吸衰竭,应及时就医进行全面评估和诊断,获取专业治疗和管理建议。

 临床表现

慢性呼吸衰竭的常见症状主要有:呼吸困难、胸闷、发绀(青紫)、乏力和体力下降、咳嗽和咳痰等。

 诊断

（一）诊断方法

1. 病史、症状、体格检查。

2. 肺功能检查　评估肺部功能的状况。

3. 动脉血气分析　评估氧合和二氧化碳潴留情况。

4. 胸部 X 线或 CT　用于检查肺部结构,观察是否有肺部疾病如肺气肿、肺纤维化等。

5. 其他检查　心电图、超声心动图、脑血管影像等检查有助于评估器官功能和排除其他疾病。

慢性呼吸衰竭的诊断需要全面的临床评估和多种检查手段的综合应用。根据患者的症状和检查结果,明确患者是否患有慢性呼吸衰竭,并制订相应的治疗方案。

 治疗和管理

慢性呼吸衰竭的药物治疗和管理旨在缓解症状、提高生活质量、减少并发症并延长患者寿命。主要用药有:支气管扩张剂、糖皮质激素、呼吸兴奋剂、氧疗、抗生素等。此外,康复训练也非常重要。

在进行药物治疗和管理时,应根据患者的具体病情、症状严重程度和合并症选择合适的治疗方案。在接受治疗的同时,患者还可以结合生活方式管理、定期锻炼、康复训练等综合措施来提高生活质量和控制病情发展。治疗时应遵循医生的建议,定期复查,及时调整治疗计划,以达到最佳的治疗效果。如果有任何不适或疑问,应及时向医生咨询。

如果确诊慢性呼吸衰竭,应积极遵医嘱用药、必要时使用呼吸机辅助治疗、积极参加康复训练、保持良好的营养,均衡饮食、定期复查和监测。患有慢性呼吸衰竭需要全面的治疗和管理,积极配合医生的治疗方案和建议,保持良好的生活习惯和心态,有效管理病情,有助于提高生活质量、减少并发症的发生。如果有任何不适,应及时向医生咨询并寻求专业的指导。

六　预防

　　预防慢性呼吸衰竭的关键在于预防呼吸系统疾病的发生和发展。以下是一些有效的预防方法(图 2-5)。

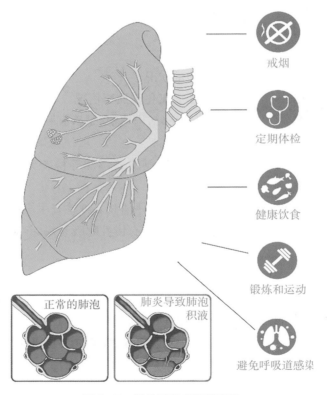

图 2-5　慢性呼吸衰竭的预防

(一)戒烟和避免吸入有害物质

戒烟是预防慢性呼吸系统疾病的首要措施,还要避免长时间暴露于有害气体、化学物质、烟尘等环境中。

（二）定期体检

定期进行体检，监测呼吸功能，及早发现呼吸系统疾病。

（三）健康饮食和适度运动

保持均衡营养饮食，避免油腻食物；适度运动有助于提高肺功能和免疫力。

（四）避免呼吸道感染

注重个人卫生，避免接触呼吸道病原体，定期洗手、勤换洗衣物等。

通过合理的生活方式、预防措施和规范的治疗管理，可以有效预防慢性呼吸系统疾病的发生和发展，降低患慢性呼吸衰竭的风险。如果已经患有慢性呼吸系统疾病或存在慢性呼吸衰竭的风险因素，应及早就医、积极治疗和预防、保持良好的生活习惯和心态，有助于延缓病情发展，提高生活质量。

七 研究进展

慢性呼吸衰竭防治领域的研究一直处于不断发展和进步之中。目前在以下方面有了一些进展：精准医学和个体化治疗；开发新型支气管扩张剂、抗炎药物；呼吸康复和康复训练；远程医疗和智能监测；开发生物医药新技术；通过健康管理平台和预防机制，提供全面的健康监护，促进患者的自我管理和健康维护。这些新技术和方法的不断发展有望为慢性呼吸衰竭患者带来更好的治疗效果和生活质量。随着科技的进步和研究的不断深入，相信对于慢性呼吸衰竭的防治会有更多更有效的新突破。

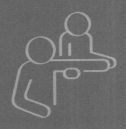

第三章　消化系统疾病

第一节　胃食管反流病

/ 案例分析 /

李先生,56岁,长期遭受胃食管反流病的困扰。他的主要症状包括频繁的反酸、胃灼热(烧心感),尤其是在餐后或躺下休息时症状更为明显。此外,他还经常感到咽喉不适,有异物感,甚至偶尔出现咳嗽和声音嘶哑。这些症状严重影响了李先生的生活质量,导致他食欲不佳,体重逐渐下降。

李先生曾尝试多种治疗方法,包括口服抑酸药物和改变生活习惯,但效果并不理想。他的病情反复发作,让他感到非常痛苦和无助。

后来,李先生来到医院接受进一步检查和治疗。经过胃镜检查和24小时食管pH监测,医生确诊他患有胃食管反流病。医生为李先生制订了一套综合治疗方案,包括药物治疗、饮食调整和生活方式的改变。

在药物治疗方面,医生为李先生开具了质子泵抑制剂,以有效抑制胃酸分泌,缓解症状。同时,还建议他服用一些胃黏膜保护剂,以减少胃酸对食管黏膜的损害。

在饮食调整方面,医生建议李先生避免摄入过多高脂、高糖、辛辣等刺激性食物,以减少对胃的刺激。同时,他还需要注意少食多餐,避免过饱,以减轻胃的负担。

在生活方式改变方面,医生建议李先生戒烟限酒,避免过度劳累和熬夜。此外,他还需要注意保持良好的心态和情绪,避免过度紧张和焦虑。

经过一段时间的综合治疗,李先生的症状得到了明显改善。他的反酸、胃灼热等症状逐渐减轻,生活质量得到了显著提高。同时,他也逐渐恢复了正常的饮食和生活习惯,重新找回了健康的生活状态。

这个案例展示了胃食管反流病的典型症状和治疗过程。通过综合治疗和患者自身的努力,胃食管反流病是可以得到有效控制和改善的。因此,对于胃食管反流病患者来说,积极寻求专业治疗、调整生活方式和饮食习惯是非常重要的。接下来我们具体了解一下什么是胃食管反流病。

 定义

胃食管反流病(gastroesophageal reflux disease,GERD)是一种常见的胃肠动力障碍性疾病,是指胃、十二指肠内容物反流入食管引起的不适症状和(或)食管黏膜组织学改变。这种反流可以导致一系列的症状和并发症,包括食管炎症、咽喉炎症、气道炎症等,严重时甚至可能引发食管狭窄、吞咽困难、上消化道出血以及食管癌变等。

胃食管反流病的流行病学特点在不同地区和人群中存在一定的差异。在西方国家,胃食管反流病的发病率相对较高,人群中有 7%～15% 的人存在胃食管反流症状,且随着年龄的增长,发病率逐渐增加,40～60 岁为高峰发病年龄。相比之下,虽然我国胃食管反流病的发病率相对较低,但近年来随着我国国民生活方式和饮食结构的改变,该病的发病率也呈现出上升趋势。

 病因与风险因素

(一)生理结构异常

1. 食管裂孔疝 部分胃进入胸腔,改变了食管下括约肌的结构,使食管对反流物的清除作用下降。

2. 腹腔积液 腹内压增高,可以使食管下括约肌功能受损,导致抗反流屏障结构与功能异常。

(二)生活习惯与饮食

1. 过度劳累 约 20% 的胃食管反流病患者发作的诱因与劳累有关。

2. 饮食不当 如进食高脂肪食物、巧克力、咖啡、浓茶等,以及饮食过饱、过度食用辛辣酸甜等刺激性食物。

3. 生活习惯不佳　长期吸烟、饮酒、作息不规律、熬夜等。

（三）年龄与性别

1. 年龄　40 岁以上的人胃食管反流病的发生率高于 40 岁以下人群，发病高峰年龄为 40～59 岁。这可能与随着年龄增长、唾液分泌减少、化学清除能力下降和黏膜下毛细血管血流下降有关。

2. 性别　某些研究中提到性别也是胃食管反流病的一个风险因素，但具体差异可能因研究而异。

（四）精神心理因素

慢性应激状态、焦虑、抑郁等心理因素可引起和加重反流症状。

（五）病理性因素

贲门失弛缓症手术治疗等。

（六）药物因素

服用某些药物，如钙离子通道阻滞剂、地西泮、非甾体抗炎药和抗胆碱能药物等，可能增加胃食管反流病的风险。

（七）遗传因素

家族史也是胃食管反流病的一个风险因素，有家族史的人患病风险可能增加。

 三　临床表现

（一）症状

胃食管反流病的临床表现多种多样，且轻重程度不一，其中胃灼热、反流是胃食管反流病最常见的典型症状（图 3-1）。

1. 胃灼热　指胸骨后或剑突下烧灼感，常由胸骨下段向上延伸，多于餐后 1 小时出现。当食管病变严重尤其有瘢痕形成时可无或仅有轻微烧灼感。

2. 反流　即胃内容物在无恶心和不用力的情况下向咽部或口腔方向流动的感觉，患者卧位、用力、弯腰或腹部加压时，此症状可加重。

3. 不典型症状　胸痛、上腹痛、嗳气等。

4. 食管外症状　慢性咳嗽、咽喉异物感、哮喘、声音嘶哑和牙侵蚀症等。

5. 其他症状　个别患者反复发生吸入性肺炎，甚至出现肺间质纤维化。少数患者可合并上消化道出血、食管狭窄、食管炎、Barrett 食管等并发症。

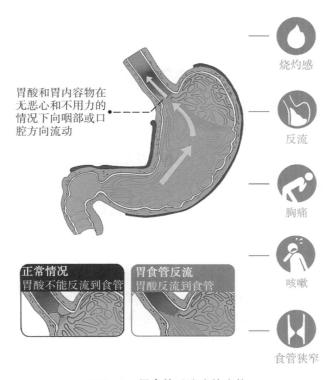

胃酸和胃内容物在
无恶心和不用力的
情况下向咽部或口
腔方向流动

烧灼感

反流

胸痛

咳嗽

食管狭窄

正常情况
胃酸不能反流到食管

胃食管反流
胃酸反流到食管

图 3-1 胃食管反流病的症状

（二）体征

早期可无明显阳性体征。随病情进展，可出现上腹部及剑突下不同程度压痛。

 四 诊断

（一）有反流症状

胃食管反流病的患者常出现胃酸反流的情况，导致恶心反酸等症状。

（二）内镜下发现反流性食管炎的表现

通过胃镜检查可以确诊胃食管反流病。胃镜是最直接的诊断方法。

（三）食管过度酸反流的客观证据。

若有典型的胃灼热和反酸症状，可做出胃食管反流病的初步诊断。若胃镜下发现有反流性食管炎并能排除其他原因引起的食管病变,本病诊断可成立。若胃镜检查阴性,可考虑先使用质子泵抑制剂治疗。一般来说,症状多会在 1～2 周得到改善,若给予治疗后症状消失,停药后症状又开始出现,则可确定胃食管反流病的诊断。对于症状不典型患者,常需结合多种检查手段进行综合分析以做出诊断。

五 治疗和管理

治疗目标:缓解症状、治愈食管炎、提高生活质量、预防复发和并发症。

(一) 生活方式干预

体位是减少反流的有效方法。改变生活方式是治疗胃食管反流病的基础,而且应贯穿于整个治疗过程。

1. 减轻体重 尽量将体重指数(body mass index,BMI)控制在 24 千克/平方米以下。

2. 改变睡眠习惯 抬高床头 15～20 厘米,睡前 2 小时内不再进食。

3. 戒烟、限制饮酒 是预防胃食管反流病的主要因素之一。

4. 避免食用降低食管下括约肌(lower esophageal sphincter,LES)压力的食物 浓茶、咖啡、可乐、巧克力等。

5. 避免服用降低食管下括约肌压和影响胃排空的药物 硝酸甘油、抗胆碱能药物、茶碱、钙离子通道阻滞剂等。

6. 减少引起腹压增高因素 肥胖、便秘、穿紧身衣、长时间弯腰劳作等。

(二) 药物治疗

1. 质子泵抑制剂 质子泵抑制剂(proton pump inhibitor,PPI)为胃食管反流病治疗首选药物,PPI 短期或长期应用不良反应均相对较少,不仅比标准剂量和大剂量 H_2 受体拮抗剂能更快的缓解胃食管反流病症状,而且还加快了食管炎的愈合速度,适用于症状重、有严重食管炎的患者。单剂量 PPI 无效可改用双倍剂量,一种无效可换用另一种 PPI,其疗程至少 8 周。对于出现食管裂孔疝等并发症的患者,PPI 剂量需要加倍。通常使用的 PPI 有奥美拉唑、雷贝拉唑、泮托拉唑等。

2. H_2 受体拮抗剂 H_2 受体拮抗剂(histamine 2 receptor antagonist,H_2RA)能减少 24 小时基础胃酸分泌的 50％～70％,但不能有效抑制进食刺激引起的胃酸分泌,因此,它适合于轻、中度患者。一般按照治疗消化性溃疡的常规剂量,分次服用8～12周。H₂RA用于短程治疗和维持治疗时,食管炎的治愈率和症状缓解率不如PPI。常用药物有雷尼替丁、法莫替丁等。

3. 促胃动力药 可以增加食管下括约肌压力、改善食管蠕动功能、促进胃排空,从而达到减少胃内容物食管反流及减少其在食管的暴露时间。常用药物有多潘立酮、莫沙必利等。

4. 联合用药 抑酸剂和促动力药的联合应用是目前最常用的治疗方法。

5. 黏膜保护剂 主要包括硫糖铝和枸橼酸铋钾,此类药物能在受损黏膜表面形成保护膜以隔绝有害物质的侵袭,从而有利于受损黏膜的愈合。

6. 抗抑郁或焦虑治疗 对久治不愈或反复发作者,应考虑精神性疾病可能,5-羟色胺再摄取抑制剂可用于伴有抑郁或焦虑症状患者的治疗。

7. 维持治疗 包括按需治疗和长期治疗。胃食管反流病及轻度食管炎患者采用按需或者间歇治疗可以很好地控制症状。PPI为首选药物,抑酸剂也可选用。PPI停药后症状复发、重度食管炎患者需要长期治疗。维持治疗的剂量因患者而异,以调整至患者无症状之最低剂量为适宜剂量。

8. 难治性胃食管反流病 对于双倍剂量PPI治疗8～12周后胃灼热或反流症状无明显改善者,首先需检查患者的依从性,再优化PPI的使用。无效者在PPI停药后采用食管阻抗pH监测及内镜检查等进行评估,排除其他食管和胃的疾病。若结果阳性,可考虑转诊外科行手术治疗。

（三）手术治疗

1. 胃食管反流病的内镜治疗 目前用于胃食管反流病的内镜下治疗手段主要分为射频治疗、内镜下胃腔内缝合/折叠治疗、内镜下注射或植入治疗。

2. 抗反流手术 能减少反流次数及控制反流症状。适应证有:①内科治疗无效的胃食管反流病以及相关并发症如食管炎、食管狭窄、Barrett食管;②最大剂量药物治疗效果症状仍不能改善;③有症状的食管旁疝;④患者拒绝PPI治疗;⑤不能耐受药物不良反应;⑥胃食管反流病引起食管外症状如反流性哮喘、反流性咳嗽、反流性胸痛、反流性睡眠障碍等影响生活质量。

 六 预防

（一）一般人群

普及防病知识,宣传健康生活方式,改变不良的生活习惯,如戒烟、戒酒、避

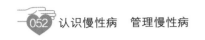

免进食过冷或过热的食物,减少高脂、高蛋白质、巧克力、咖啡、浓茶等刺激性食物的摄入。同时,保持少食多餐、大便通畅,避免身体过度肥胖。

（二）患病人群

积极治疗,在医生的专业指导下合理用药,控制食管反流症状及预防并发症,改善患者的生活质量,对伴有 Barrett 食管等并发症者,应定期接受内镜检查。此外,睡觉时将头端垫高 15~20 厘米,以减少夜间反流的发生。

七　研究进展

首先,在发病机制上,研究者们深入探讨了消化道内、外的多种因素,除了抗反流屏障结构或功能异常以及反流物对食管黏膜损伤外,还考虑了胃排空延迟、心理因素、肥胖症、妊娠和不良饮食生活习惯等因素的影响。这些因素的相互作用使得胃食管反流病的发病机制更为复杂。

其次,在诊断方法上,虽然传统的 24 小时食管 pH 检测仍然是诊断胃食管反流病的金标准,但近年来双通道或多通道食管 pH 检测的应用日益广泛,这种检测方法能够同时监测食管近端及咽喉部酸反流情况,对于诊断胃食管反流病食管外表现的价值尤为突出。

此外,治疗策略方面也有了新的进展。传统的药物治疗如质子泵抑制剂(PPI)仍然占据重要地位,但新型药物的研发也为患者提供了更多选择。例如,钾离子竞争性酸阻滞剂作为一种新型抑酸药物,已经获得了美国食品药品监督管理局(food and drug administration,FDA)的批准,为侵蚀性酸反流患者提供了新的治疗选择。

除了药物治疗,生活方式调整和手术治疗也是胃食管反流病治疗的重要组成部分。研究者们强调,通过改善饮食习惯、减轻体重、戒烟限酒等方式,可以有效减轻胃食管反流病症状。对于药物治疗无效或病情严重的患者,抗反流手术等侵入性治疗方法也是一个重要的选择。

总之,胃食管反流病的最新研究进展为我们提供了更深入的疾病认识、更准确的诊断方法和更有效的治疗策略。然而,胃食管反流病仍然是一种需要长期管理和控制的疾病,患者需要在医生的指导下进行积极治疗和生活方式调整,以提高生活质量并预防并发症的发生。

第二节　慢性胃炎

/ 案例分析 /

张女士,27 岁,办公室职员。平时工作繁忙,压力大,常常深夜下班。为了保持好心情与舒缓工作的劳累,张女士经常会点各种各样的外卖与饮料。

近 2 年来,她经常感到中上腹部疼痛不适,但未进行治疗。近半月来,由于工作压力加大,心情不畅,她再次出现中上腹部疼痛,并伴有腹胀、嗳气、口苦和反酸等症状。

在一次医院的检查中,医生发现张女士的体温为 37.2 ℃,脉搏为 68 次/分,呼吸为 20 次/分,血压为 100/60 毫米汞柱。通过进一步的体格检查发现:张女士的腹部柔软,中上腹部有轻度压痛,无肌紧张和反跳痛,肝、脾肋下未及,墨菲征阴性。

胃镜检查显示她的胃黏膜弥漫性充血、水肿,红白相间,黏膜粗糙不平,并可见小灶性糜烂。快速尿素酶试验呈阳性。腹部 B 超检查显示,肝、胆、脾、胰、双肾未见异常。

医生诊断为慢性浅表性胃炎,并提出以下治疗方案。

(1) 注意休息,避免劳累。

(2) 根除幽门螺杆菌治疗。

(3) 规律饮食,适量运动。

(4) 中药调理。

(5) 定期复查。

经过一段时间的正规治疗和生活饮食等方面的调整,张女士的症状明显缓解,健康状况得以恢复。她也开始注意调整自己的生活方式,保持乐观向上的心态和良好的作息习惯,并积极分享自己的经历,提醒身边的朋友们注意预防和及时治疗胃部不适。

定义

慢性胃炎(chronic gastritis)是一种常见的胃部疾病,通常由胃黏膜长期受到炎症刺激引起。慢性胃炎可能是由于多种因素引起的,包括细菌感染、长期使用非甾体抗炎药、酗酒、吸烟、心理压力大等。幽门螺杆菌感染是其最常见的病因,感染后可见淋巴滤泡形成。本病十分常见,约占接受胃镜检查患者的80%~90%,男性多于女性,随年龄增长发病率逐渐增高。在各类慢性胃炎中,慢性非萎缩性胃炎最为常见,其次是慢性非萎缩胃炎伴糜烂,慢性萎缩性胃炎也占有一定的比例。

病因和风险因素

(一)幽门螺杆菌感染

幽门螺杆菌释放尿素酶分解尿素产生氨,中和胃酸,从而在胃内酸性环境中生存。同时,它还分泌多种毒素和炎性介质,损伤胃黏膜上皮细胞,引发炎症反应。

(二)刺激性物质

长期饮烈性酒、浓茶、浓咖啡等刺激性物质,可破坏胃黏膜保护屏障而发生胃炎。

(三)药物

如非甾体抗炎药、抗血小板药等可引起慢性胃黏膜损害。

(四)口腔、咽部的慢性感染

当口腔及咽部卫生不良或者反复出现慢性感染时,会有致病菌大量繁殖。这些细菌可通过吞咽动作进入胃部,有部分具有耐酸性的细菌可能存活下来,导致胃部炎症。

(五)胆汁反流

胆汁中含有的胆盐可破坏胃黏膜屏障,使胃液中的氢离子反弥散进入胃黏膜而引起炎症。

(六)X线照射

深度X线照射胃部,可引起胃黏膜损害,导致胃炎。

（七）环境变化

如环境改变，气候变化，人若不能在短时间内适应，就可引起支配胃的神经功能紊乱，使胃液分泌和胃的运动不协调，导致胃炎。

（八）长期精神紧张，生活不规律

长期精神紧张及不规律的作息，会影响胃的正常蠕动和胃液分泌，这是导致慢性胃炎的重要原因之一。

（九）其他病变的影响

如尿毒症、溃疡性结肠炎等均可引起慢性胃炎。

 临床表现

（一）症状

多数慢性胃炎缺乏特异性的临床表现，并且症状的轻重与胃黏膜病变程度并非完全一致。临床症状主要表现为消化不良症状，如上腹部饱胀或隐痛、嗳气、食欲减退、反酸、恶心、呕吐等。严重萎缩性胃炎患者可有贫血、消瘦、舌炎、腹泻等。伴有胃黏膜糜烂时，大便潜血试验可呈阳性，呕血和黑便较为少见。部分患者可无症状。

（二）体征

慢性胃炎的患者一般无明显的阳性体征，部分患者可有上腹轻压痛或按之不适感。部分患者伴有明显的消瘦、体重减轻、贫血，此时应警惕身体发出的"报警信号"。

 诊断

慢性胃炎的诊断主要依靠胃镜及组织学检查，根据患者的病史、实验室检查、胃镜和病理结果等对其进行病因诊断（图3-2）。往往患者的临床症状程度和慢性胃炎组织学之间没有明显联系。

（一）胃镜检查

胃镜及组织学检查是诊断慢性胃炎的"金标准"，具有操作方便、快捷、直观的特点。

（二）X线钡餐检查

X线钡餐检查不能直接诊断慢性胃炎，但其相对安全、无创，有助于鉴别诊

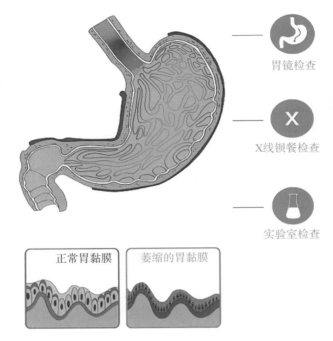

胃镜检查

X线钡餐检查

实验室检查

正常胃黏膜　　萎缩的胃黏膜

图3-2　慢性胃炎的诊断

断,例如,对上消化道溃疡和肿瘤等有一定的鉴别意义。

（三）实验室检查

　　1. 幽门螺杆菌检测　幽门螺杆菌（Helicobacter pylori, Hp）感染是慢性胃炎的常见病因,我国人群中幽门螺杆菌的感染率较高,故该项检查尤为重要。幽门螺杆菌的检测方法有多种,主要分为侵入性检查和非侵入性检查,其中侵入性检查是通过胃镜取胃黏膜活检进行检测。血清幽门螺杆菌抗体检测阳性提示曾经感染,其余指标任何一项阳性均提示现在感染。^{13}C 或^{14}C -尿素呼气试验操作简便、痛苦小、敏感性高,是目前临床上流行病学调查及根除 Hp 后复查的首选方法,已广泛应用于各级医院。

　　2. 血清学检查　慢性萎缩性胃炎患者因胃酸缺乏不能抑制 G 细胞分泌可导致血清胃泌素升高。若病变严重,不但胃酸和胃蛋白酶原分泌减少,内因子分泌也减少,因而影响维生素 B_{12} 也下降。对于某些特定种类胃炎患者,其血液中还可能检测到壁细胞抗体、内因子抗体等。

五 治疗与管理

治疗目的是缓解症状和改善胃黏膜组织学病变,从而改善患者的生活质量,防止癌变。主要包括生活方式干预、药物治疗、手术治疗等。

(一) 生活方式干预

大多数成年人存在生理性胃黏膜免疫反应,主要表现为非活动性、轻度慢性浅表性胃炎,此时只需对患者进行生活方式的干预,如嘱咐患者保持心情愉快和充足睡眠;戒烟忌酒;细嚼慢咽;按时定量,多食富含维生素 A、B、C 的食物;避免过酸、过辣等刺激性食物及生冷不易消化的食物;忌服浓茶、浓咖啡等刺激性饮料。

(二) 药物治疗

部分慢性胃炎患者表现为活动性或波及黏膜全层,此时应对患者积极进行药物治疗,根据患者病因是否明确,可分为以下几个方面。

1. 病因治疗

(1) 幽门螺杆菌相关胃炎:对慢性萎缩性胃炎、合并肠上皮化生或上皮内瘤变、有胃癌家族史者应予根除幽门螺杆菌治疗,其他慢性胃炎合并幽门螺杆菌感染应根据具体情况选择进行根除幽门螺杆菌治疗,根除幽门螺杆菌治疗不仅能使很多患者消化不良症状消失,而且还能减轻炎症程度、减少肠上皮化生的发生。常用的根除幽门螺杆菌治疗方案为质子泵抑制剂或铋剂＋两种抗生素。如无效则可选择铋剂＋质子泵抑制剂＋两种抗生素的四联治疗方案,可取得较好的根除效果。疗程 7~14 天,由于各地抗生素耐药情况不同,抗生素及疗程的选择应视耐药情况而定。

(2) 十二指肠-胃反流:患者以上腹痛、反酸为主要表现,尤其内镜下表现糜烂明显的病例,可给予黏膜保护剂及抑酸剂治疗。

(3) 自身免疫性胃炎:患者病变多与自身免疫有关,累及胃体和胃底,可考虑糖皮质激素治疗。

(4) 消化不良:以腹胀、早饱为主要表现的病例,可应用促胃动力药物(如多潘立酮、莫沙必利)或助消化药物(乳酶生等)。

(5) 胃黏膜营养因子缺乏者:患者病变主要集中于胃窦部,以细胞破坏、胃泌素分泌减少为主,可适当补充复合维生素改善胃肠营养。

2. 对症治疗 患者黏膜萎缩、肠上皮化生明显者,以黏膜保护剂(如铋剂、弱碱性抗酸剂)应用为主。有缺铁性贫血者可补充铁剂,存在恶性贫血者需终生行维生素 B_{12} 注射治疗。

（三）手术治疗

手术治疗主要适用于患者胃癌前状态为胃黏膜的化生、萎缩及异型增生等。

1. 胃镜下黏膜下剥离术　此法主要适用于没有淋巴结转移且药物不能逆转的局灶性中、重度不典型增生(高级别上皮内瘤变),且需要定期随访。

2. 外科手术　适用于伴有局部淋巴结肿大,药物不能逆转的重度不典型增生。

 六　预防

（一）一般人群

普及慢性胃炎方面的相关知识,倡导良好的生活方式,如保持心情愉快和充足睡眠、戒烟限酒、少食刺激性食物、多食富含维生素的健康饮食。辛辣、油腻、酸性和刺激性食物都会加重胃部不适,因此患者应尽量避免食用辣椒、生姜、大蒜等刺激性食物,减少油炸食品和高脂肪食物的摄入。

（二）高危人群

定期进行健康体检,筛查幽门螺杆菌,慎用对胃黏膜有损伤的药物,避免摄入过酸、过辣等刺激性食物及生冷不易消化的食物,饮食细嚼慢咽。

（三）患病人群

积极进行饮食习惯的干预,要按时定量饮食,多吃营养全面、富含维生素的食物,忌烟酒、刺激性和生冷食物,忌服浓茶、浓咖啡等刺激性饮料,正确规律用药,必要时及时复查胃镜。

 七　研究进展

慢性萎缩性胃炎的主要病因是幽门螺杆菌感染,少数由自身免疫引起,与胃癌的发生关系密切。胃癌患者的一级亲属罹患胃癌的风险是一般人群的 2～10 倍。胃癌患者的一级亲属中,幽门螺杆菌感染、慢性萎缩性胃炎和肠上皮化生的发生率均明显升高。慢性萎缩性胃炎多数情况下病情较稳定、进展缓慢,但仍有一定癌变概率。《中国胃黏膜癌前状态和癌前病变的处理策略专家共识(2020年)》则建议轻度、中度、局限于胃窦的萎缩可每 3 年进行 1 次胃镜检查,而对于累及全胃的重度萎缩则每 1～2 年进行 1 次高清胃镜检查。对于肠上皮化生的内镜监测策略取决于胃黏膜萎缩的严重程度，伴有肠上皮化生的轻、中度萎缩性胃炎可每 2～3 年复查 1 次胃镜。自身免疫性胃炎患者胃癌、胃神经内分泌肿瘤的发生率分别为 0.27%/年、0.68%/年，高于普通人群。因此，需要密切随访。我国自身免疫性胃炎的发病率较低，缺乏随访研究的资料，结合相关指南的推荐意见，建议自身免疫性胃炎患者至少每 3 年进行 1 次胃镜随访检查。

由此可见，萎缩性胃炎是具有潜在癌变风险的慢性病理状态，需要定期进行胃镜监测，以早期发现胃癌，改善预后。

第三节　消化性溃疡

╱ 案例分析 ╱

李先生，33 岁，就职于一家广告公司，因工作原因有长期饮食不规律和吸烟史。

近期李先生出现反复发作的上腹部疼痛，疼痛性质为钝痛，多在餐后出现并逐渐缓解，直至下一餐进食后再出现。同时，伴有反酸、嗳气等消化不良症状。

在一次公司聚餐过后，李先生腹部疼痛难耐，且休息过后未能缓解，同事立即将李先生送往医院急诊就医。医生根据李先生的症状和病史，初步诊断为消化性溃疡。

这一诊断基于李先生的慢性病程、节律性上腹痛（餐后加重）以及伴随的消化不良症状。为进一步确诊，还需要进行相关的辅助检查，如胃镜检查、幽门螺杆菌检测等。

在经历相关的检查后发现，李先生的幽门螺杆菌检测结果为阳性，且胃镜结果显示他的胃黏膜浅表多处溃疡，医生根据检查结果给李先生开具了以下治疗方案。

（1）药物治疗：服用抑酸剂、胃黏膜保护剂、抗幽门螺杆菌治疗。

（2）生活方式调整：避免辛辣、油腻、刺激性食物，选择易消化、营养丰富的食物，戒烟限酒，规律作息。

　　(3)随访与复查:定期复诊,复查幽门螺杆菌。

　　李先生积极听取了医生的治疗建议,戒烟限酒并培养健康的饮食习惯,病情得到了极大的好转。

　　多数消化性溃疡患者经过规范治疗和生活方式调整后,病情可得到有效控制,溃疡逐渐愈合。然而,部分患者可能因治疗不规范、生活方式未调整或存在其他并发症而导致病情反复或恶化。因此,患者应积极配合治疗,并保持良好的生活习惯,以预防消化性溃疡的复发。

一　定义

　　消化性溃疡(peptic ulcer,PU)指胃肠道黏膜被胃酸和胃蛋白酶消化而发生的溃疡,好发于胃和十二指肠,也可发生在食管下段、小肠、胃-空肠吻合口附近以及异位的胃黏膜,如位于肠道的Meckel憩室。胃溃疡(gastric ulcer,GU)和十二指肠溃疡(duodenal ulcer,DU)是最常见的消化性溃疡。消化性溃疡是一种多发常见病,其流行病学特征可能因地区、人群、生活习惯等因素而有所差异。一般来说,消化性溃疡的发病率受到多种因素的影响,包括遗传、血型、生活习惯、饮食习惯、精神压力等。例如,患者家族中发病率高于一般人。此外,情绪长期紧张、胃酸过多的人群也易患消化性溃疡。

二　病因和风险因素

(一)幽门螺杆菌感染

　　这是消化性溃疡最主要的病因。幽门螺杆菌通常在胃和小肠的黏膜层存活,它会引起胃内层发炎,从而产生溃疡。这种病菌可以通过口口传播,经常接触幽门螺杆菌感染患者、共进食容易传染,从而诱发疾病。

(二)药物因素

　　某些药物如非甾体抗炎药(如阿司匹林、芬必得等),以及氯化钾、糖皮质激素、抗肿瘤药等,都可能引起胃黏膜损伤,导致消化性溃疡。

(三)胃酸和胃蛋白酶

　　胃酸和胃蛋白酶过多分泌也是消化性溃疡的一个风险因素。过多的胃酸和胃蛋白酶可能侵蚀胃黏膜,导致溃疡。

（四）生活习惯和饮食

长期吸烟、酗酒以及高盐饮食等不良生活和饮食习惯,都可能增加消化性溃疡的风险。吸烟和酗酒可以损害胃黏膜,使其更容易受到胃酸和胃蛋白酶的攻击。

（五）应激和创伤

严重创伤、手术、多器官功能衰竭、败血症、精神紧张等应激状态,可导致胃黏膜糜烂和出血,从而诱发消化性溃疡。

（六）遗传因素

消化性溃疡有一定的遗传倾向,家族中有消化性溃疡病史的人,其患病风险可能会增加。

此外,其他因素如胃十二指肠运动异常、心理因素如长期精神紧张焦虑或情绪波动等,也可能导致消化性溃疡。

 临床表现

（一）症状

本病患者临床表现多变且不一。上腹痛或不适为本病的主要症状,性质可有钝痛、灼痛、胀痛、剧痛、饥饿样不适,可能与胃酸刺激溃疡壁的神经末梢有关（图3-3）。

1. 长期性　慢性过程,反复发作,可达数年或十余年。

2. 周期性　疼痛与缓解交替出现,发作有季节性,多在秋冬和冬春之交发病。

3. 节律性　与进食有关的节律性上腹痛,GU多为餐后痛,DU多为饥饿痛。

4. 缓解方式　抑酸药物可以缓解腹痛症状。

5. 放射性疼痛　有时疼痛可放射至背部,若放射痛剧烈,说明溃疡已形成慢性穿孔并累及邻近器官。

部分患者无上述典型的疼痛,仅表现为腹胀、厌食、嗳气、反酸等消化不良症状。少数患者无症状,或以出血、穿孔、幽门梗阻等并发症发生作为首次症状,而胃溃疡是否会发生癌变则尚无定论。

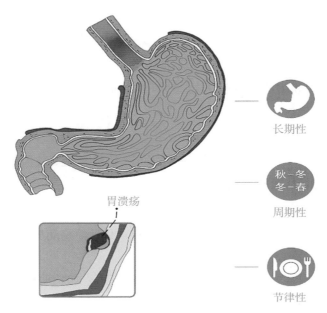

长期性

秋－冬
冬－春

周期性

节律性

胃溃疡

图 3-3 消化性溃疡的症状

（二）体征

缺乏特异性，多数有上腹部局限性压痛，程度不重，缓解后无明显体征。

四 诊断

病史是诊断消化性溃疡的初步依据，根据慢性病程、周期性发作、节律性上腹部疼痛等特点，可做出初步诊断；腹痛发生与进餐时间的关系是鉴别胃与十二指肠溃疡的重要临床依据；胃镜可以确诊，不能接受胃镜检查者，X线钡餐发现龛影，可以诊断溃疡。

（一）常规检查项目

血常规（红细胞计数、血红蛋白、血细胞比容）、大便潜血试验、胃液分析、立位腹平片、腹部超声。

（二）推荐检查项目

1. 幽门螺杆菌检测 幽门螺杆菌是消化性溃疡的主要病因，DU 感染率高达 90%～100%，GU 为 80%～90%。因此正确诊断幽门螺杆菌感染，给予有效的根除治疗是必需的。其方法可分为非侵入性和侵入性两大类。前者主要有^{13}C 或^{14}C-尿素呼气试验及血清学试验;后者主要包括快速尿素酶试验、组织学检查、黏膜涂片染色镜检及细菌培养等。

2. X 线钡餐检查　消化性溃疡 X 线征象有直接和间接两种。钡剂填充溃疡的凹陷所形成的龛影为直接征象,是诊断本病的可靠依据;而局部痉挛、激惹和变形等为间接表现,特异性相对有限。

3. 胃镜检查　是确诊消化性溃疡的主要方法,在胃镜直视下可确定溃疡的部位、大小、形态和数目,结合活检病理结果,判断良、恶性胃溃疡。

五　治疗与管理

治疗目的在于缓解症状、促进愈合、防止并发症和避免复发。

(一) 生活方式干预

1. 生活饮食规律　生活要有规律,避免过度紧张与劳累。饮食要规律,每日 3~4 餐,以软食为主,稀饭、豆浆、面条、藕粉、牛奶及煮熟的菜等。不宜饮食:油炸食品、粗纤维蔬菜(芹菜、韭菜、豆芽、竹笋)、产气多的蔬菜(洋白菜、洋葱)、刺激性食物(咖啡、浓茶、辣椒、橙子、酒类)等。

2. 避免使用某些药物　对可诱发溃疡病的药物使用应慎重,如非甾体抗炎药、糖皮质激素、氯吡格雷、化疗药等。

(二) 药物治疗

1. 根除幽门螺杆菌治疗

(1) 根除幽门螺杆菌治疗是幽门螺杆菌阳性消化性溃疡的基本治疗,是溃疡愈合和预防复发的有效防治措施。目前推荐一线根除治疗方案为:铋剂＋PPI＋2 种抗菌药物(如阿莫西林、克拉霉素、甲硝唑等)的治疗方案组成的四联疗法,疗程 7~14 天。

(2) 在选择抗生素时,医生会根据患者所在地区的幽门螺杆菌耐药情况以及患者的药物过敏史进行个性化选择,以提高治疗效果并减少不良反应。

(3) 在治疗期间,患者需要注意保持良好的生活习惯,如戒烟、戒酒、避免过度劳累和情绪波动,以及保持规律的饮食。同时,患者还需要遵医嘱按时服药,并定期进行复查,以评估治疗效果和调整治疗方案。抗幽门螺杆菌感染治疗完成 4 周后再次进行检测,了解是否已根除幽门螺杆菌,可选用呼气试验进行复查,呼气试验复查前 2 周需停止使用抗酸药物,防止检测中出现假阴性。

2. 抑制胃酸分泌

（1）H_2 受体拮抗剂：目前常用的有 3 种，包括西咪替丁，雷尼替丁，法莫替丁等，疗程皆为 4～8 周，其具体用法、用量要咨询医生。

（2）质子泵抑制剂：抑制壁细胞分泌小管的 H^+-K^+-ATP 酶，作用于泌酸途径的最后阶段，抑酸作用强而持久，无明显不良反应。常用的药物有奥美拉唑、雷贝拉唑等。

3. 保护胃黏膜

（1）弱碱性抗酸剂：可中和胃酸，暂时缓解疼痛。常用铝碳酸镁、磷酸铝、硫糖铝、氢氧化铝凝胶等。

（2）铋剂：这类药相对分子质量大，在酸性溶液中呈胶体状，与溃疡基底面的蛋白形成蛋白质-铋复合物，阻断胃酸、胃蛋白酶对黏膜的自身消化。不良反应少，常见舌苔和粪便变黑，肾功能不全者禁用。

（三）手术治疗

1. 胃镜治疗　消化性溃疡合并活动性出血首选治疗方法是胃镜下止血。胃镜治疗后使用大剂量 PPI 治疗可有效预防再出血，减少外科手术率与病死率。

2. 外科手术　目前大多数消化性溃疡已不需要外科手术治疗。手术本身的并发症会降低患者的生活质量，无助于预防溃疡复发。手术治疗适应证：①大量出血经药物、胃镜及血管介入治疗无效；②急性穿孔、慢性穿透性溃疡；③瘢痕性幽门梗阻；④胃溃疡疑有癌变者。

 六　预防

消化性溃疡的预防和保健是一个综合性的过程，涉及生活习惯、饮食习惯、药物治疗和心理调适等多个方面。以下是一些具体的建议。

1. 改善生活习惯　保持规律的作息时间，避免熬夜和过度劳累。适度的运动有助于增强体质和提高免疫力，可以选择散步、慢跑、瑜伽等运动方式。

2. 调整饮食结构　饮食应以清淡、易消化为主，避免辛辣、油腻、生冷等刺激性食物。多摄入新鲜蔬菜、水果和富含优质蛋白质的食物，如瘦肉、鱼、蛋等。同时要注意少食多餐，避免暴饮暴食。

3. 戒烟限酒　吸烟和饮酒都会对胃黏膜造成损害，加重消化性溃疡的病情。应尽早戒烟，并限制酒精的摄入。

4. 避免滥用药物　非甾体抗炎药、激素类药物等都可能对胃黏膜造成损害,应在医生指导下合理使用。如需长期服用某些药物,应定期进行胃镜检查,以便及时发现并处理胃黏膜的病变。

5. 保持心情愉悦　长期的精神紧张、焦虑或情绪波动都可能诱发消化性溃疡。因此,应保持心情愉悦,学会释放压力,避免过度劳累和熬夜。

6. 定期体检　定期进行体检,特别是胃镜检查,有助于及早发现消化性溃疡并采取相应的治疗措施。对于已经确诊的患者,应遵医嘱定期复查,以便及时调整治疗方案。

总之,消化性溃疡的预防和保健需要多方面的努力。通过改善生活习惯、调整饮食结构、戒烟限酒、避免滥用药物、保持心情愉悦以及定期体检等措施,可以有效降低消化性溃疡的发病率并促进疾病的康复。

 七　研究与进展

消化性溃疡相关的最新研究与进展主要体现在诊断技术和治疗方法上。

在诊断技术方面,医学影像技术的进步为消化性溃疡的诊断提供了更准确的手段。高分辨率胃镜、磁共振成像等技术可以更精确地诊断消化性溃疡,如胃溃疡、十二指肠溃疡等。此外,研究发现了一些与消化性溃疡相关的生物标志物,如胃蛋白酶原、幽门螺杆菌抗原等,这些标志物有助于更早期、更准确地诊断消化性溃疡。

在治疗方面,幽门螺杆菌根除治疗取得了新的进展。随着抗生素的发展,新的抗生素组合和给药方案使得幽门螺杆菌的根除率不断提高,治疗更加有效。同时,新一代的质子泵抑制剂和 H_2 受体拮抗剂能够更有效地抑制胃酸分泌,缓解疼痛和促进溃疡愈合。

此外,非药物治疗也是消化性溃疡治疗的重要组成部分,这包括改善饮食习惯、减少压力、避免吸烟和酗酒等。非甾体抗炎药的使用也是消化性溃疡的一个重要诱因,近年来,有些新型非甾体抗炎药可减少胃肠道的不良反应。同时,溃疡创面覆盖剂如制剂铋、胶体果胶铋等,以及微生态制剂等也广泛应用于消化性溃疡的治疗中,这些制剂可以促进溃疡的愈合和预防细菌感染。

总的来说,消化性溃疡的诊断和治疗手段在不断发展,新的诊断技术和治疗方法为患者提供了更多选择和更好的治疗效果。然而,每个患者的情况都是独特的,因此治疗方案应根据患者的具体情况进行个性化选择。同时,预防消化性溃疡的发生也非常重要,患者应该积极调整生活方式和饮食习惯,以维护胃肠道的健康。

第四节　功能性消化不良

/ 案例分析 /

张先生,45岁,长期工作压力大,饮食习惯不规律。他经常感到上腹胀满,餐后饱胀不适,食欲下降。医生经过胃镜和X线检查,未发现明显的器质性病变。

根据张先生的症状及检查结果,医生初步诊断为功能性消化不良。这是一种常见的胃肠道综合征,主要表现为消化不良症状,但无器质性病变。

在治疗过程中,医生建议张先生调整工作和生活方式,减少工作压力,保持规律的作息时间,避免过度劳累。同时,医生鼓励他戒烟戒酒,避免摄入过多辛辣、油腻和刺激性食物。

此外,医生为张先生制订了个体化的饮食计划,建议他多吃易消化的食物,如稀粥、面条等,并适量增加蔬菜和水果的摄入,同时避免餐后立即躺下或进行剧烈运动,以减少消化不良的症状。

为了缓解张先生的症状,医生开具了抑酸药和促胃肠动力药。抑酸药有助于缓解上腹痛、烧灼感等症状,而促胃肠动力药则能改善餐后饱胀和早饱等症状。考虑到张先生长期工作压力大,医生还为他提供了心理支持,帮助他缓解焦虑、抑郁等不良情绪,从而改善功能性消化不良的症状。

他认真按照医生的建议治疗和调整生活方式。经过一个月的综合治疗,张先生的症状得到了明显改善。他表示上腹胀满、餐后饱胀不适以及早饱感等症状明显减轻,食欲也有所恢复。医生建议他继续保持良好的生活习惯和饮食习惯,并定期进行随访,以监测病情的变化。

这个案例展示了功能性消化不良的典型治疗过程,包括生活方式调整、饮食调理、药物治疗以及心理支持等多个方面。通过综合治疗,患者能够有效缓解消化不良症状,提高生活质量。但需要注意的是,每个患者的具体情况有所不同,因此,治疗方案应根据患者的具体情况进行个体化调整。

当我们出现消化不良症状时,要及时就医并适当调整生活方式,可以帮助我们更好地管理健康,防止症状进一步恶化。保持良好的生活习惯和饮食规律,是预防和治疗功能性消化不良的关键。

定义

功能性消化不良(functional dyspepsia,FD)是由胃和十二指肠功能紊乱引起的慢性消化不良症状,而无器质性疾病的一组临床综合征,主要包括上腹部疼痛、上腹部灼烧感、餐后饱胀感及早饱,也包括上腹部胀气、嗳气、恶心、呕吐及食欲缺乏等。功能性消化不良是由生物、心理、社会因素共同作用而引起的胃肠感知和动力障碍性疾病,是消化系统中一种常见的疾病,其易反复发作,不仅影响患者的生活质量,而且会造成相当高的医疗费用,已逐渐成为现代社会中一个重要的医疗保健问题。

病因和风险因素

(一)胃肠运动功能障碍

患者胃排空延迟、胃容受性受损、餐后胃窦动力降低。

(二)内脏感觉异常

胃和十二指肠对扩张或酸、脂质等物质腔内刺激的敏感性增高。

(三)幽门螺杆菌感染

幽门螺杆菌感染是导致功能性消化不良常见的原因。

(四)社会心理因素

精神、心理因素可能是功能性消化不良的重要病因。中枢神经系统对内脏高敏感性的发生起重要作用。

临床表现

(一)症状

无特征性的临床表现,主要包括:上腹痛、上腹烧灼感、餐后饱胀感、早饱、上腹胀、嗳气、食欲缺乏、恶心、呕吐等。常以某种症状或某组症状为主,起病缓慢,病程持续时间长,呈持续性或反复发作。不少患者有饮食、精神等诱发因素。

（二）体征

功能性消化不良的患者一般无明显的体征,应注意鉴别疾病中的体征,如腹部包块、上腹部的压痛、黄疸、消瘦等。

 诊断

（一）诊断标准

（1）有上腹痛、上腹烧灼感、腹胀、餐后饱胀感、早饱等症状之一或者多种,呈持续性或者反复发作的慢性过程(病程一般为6个月,近3个月症状持续)。

（2）上述症状排便后不能缓解。

（3）排除可解释症状的器质性疾病。

 治疗与管理

（一）一般治疗

1. 生活习惯的调整　建立良好的生活习惯,以低盐低脂清淡易消化的饮食为主,适量运动,养成早睡早起的好习惯(图3-4)。

2. 饮食的调整　适宜的饮食:米饭、面包、酸奶、蜂蜜、冰糖、苹果等。不宜的饮食:高脂、刺激、辛辣饮食,及碳酸饮料、茶、粗粮等。

3. 精神心理治疗　主要针对伴有焦虑、抑郁症状的患者,如症状较明显,建议患者就诊精神卫生科。

（二）药物治疗

无特效药,主要是经验治疗。

1. 抑酸剂　功能性消化不良症状与胃酸的分泌关系密切,胃酸可以刺激胃的运动和感觉,故抑酸剂作为其常用的经验性治疗药物,主要分为H2RA和小剂量PPI,效果优于氢氧化铝、铝碳酸镁等抗酸剂。适用于以上腹痛、上腹烧灼感为主要症状的功能性消化不良,治疗疗程一般为4～8周,代表药物为H_2受体拮抗剂。

2. 促胃动力药物　功能性消化不良的部分患者存在胃排空延迟或容受性下降,故促胃动力药物亦是常用的经验性治疗药物,适用于可明显改善与进餐相关的上腹部症状,以餐后饱胀、早饱为主要症状的功能性消化不良。治疗疗程一般为2～8周,代表药物为多潘立酮,莫沙必利等。

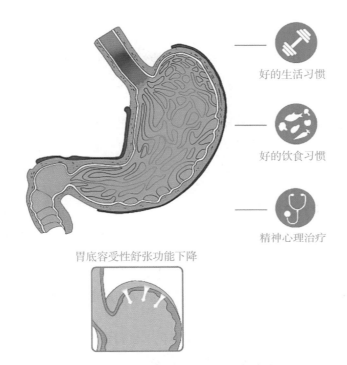

好的生活习惯

好的饮食习惯

精神心理治疗

胃底容受性舒张功能下降

图 3-4　功能性消化不良的一般治疗

3. 抗幽门螺杆菌治疗　我国人群中幽门螺杆菌感染率高,功能性消化不良患者中 20%～60% 幽门螺杆菌阳性,是功能性消化不良的致病因素之一,根除幽门螺杆菌不仅可改善消化不良的症状,而且可减少消化性溃疡、胃癌和胃淋巴瘤的风险。一般的杀菌治疗为 2 周左右,主要的治疗方法有三联疗法(标准剂量 PPI＋2 种抗生素,每日两次,疗程 7～14 天)和四联疗法(标准剂量 PPI＋铋剂＋2 种抗生素,每日两次,疗程 7～14 天)。

4. 消化酶　消化酶可作为功能性消化不良的辅助治疗,有助于食物的消化吸收,可改善与进食有关的症状。联合促胃动力药的治疗效果优于单药治疗,故推荐作为辅助治疗用药。适用于有腹胀、食欲缺乏症状者。

5. 精神心理治疗　部分患者伴有严重的焦虑、抑郁症状,常规药物治疗无效,经专业的精神卫生科医生明确诊断后,进行心理治疗的同时加用抗焦虑、抑郁药,可改善患者症状,常用的药物代表为:帕罗西汀、氟伏沙明。

6. 其他　可用黏膜保护剂,如氢氧化铝凝胶、铋剂、硫糖铝等。

六 预防

功能性消化不良是一种比较常见的功能性胃肠疾病,可能由饮食不健康、长期心情不舒畅等多种原因所导致。为了有效预防与保健,可以从以下几个方面着手。

首先,调整饮食习惯是预防功能性消化不良的关键。应保持清淡、易消化的饮食,适量摄入山药粥、小米粥等营养丰富的食物。避免暴饮暴食,少吃刺激性和高脂食物,以及避免饮用高度白酒,从而避免功能性消化不良的发生。同时,注意进餐时的姿势和环境,避免站着或边走边食,不要在进餐时讨论问题或争吵,也不要穿着束紧腰部的衣裤就餐。

其次,注意保暖也是重要的保健措施。根据气温变化适当增减衣物,避免腹部受凉,以免影响调理效果。

再者,改善生活方式有助于缓解功能性消化不良。避免过度劳累和精神紧张,调整生活方式以缓解生活压力。适当的活动和锻炼可以促进消化,但动作幅度不宜过大。

此外,心理护理同样重要。功能性消化不良可能与肠-脑互动异常有关,因此避免精神方面受到刺激,调整应对方式,以缓解过度紧张、焦虑等不良心理。

最后,若症状较为严重或持续不减,应及时就医,并在医生指导下使用适当的药物进行治疗。常用的药物包括抑制胃酸药、促进胃肠动力药和助消化药等。但请注意,必须在专业医生的指导下进行调养,不能自行使用药物。

综上所述,预防功能性消化不良需要从饮食、保暖、生活方式、心理以及药物等多个方面进行综合调理,通过科学的保健方法,可以有效控制病情,提高生活质量。

 七 研究进展

功能性消化不良的研究与进展近年来持续深入,从多个角度揭示了其发病机制、诊断方法以及治疗策略。以下是一些最新的研究与进展。

1. 发病机制 最新的研究进一步探讨了功能性消化不良的发病机制,涉及胃肠动力障碍、内脏高敏感性、中枢神经系统调控异常、胃酸分泌异常、幽门螺杆菌感染以及精神心理因素等多个方面。这些机制的相互作用导致了功能性消化不良的复杂性和多样性。

2. 诊断方法 在诊断方面,除了传统的临床症状评估外,越来越多的研究关注于利用现代医学技术提高诊断的准确性。例如,通过胃镜、超声、MRI 等检查手段,可以更准确地排除器质性病变,从而确诊功能性消化不良。

3. *治疗策略*　在治疗方面,最新的研究致力于开发更加有效、安全的治疗方法。除了传统的药物治疗外,越来越多的研究关注于非药物治疗手段,如饮食调整、生活方式改变、心理干预等。这些非药物治疗手段在改善功能性消化不良症状、提高患者生活质量方面显示出良好的效果。

4. *益生菌治疗*　近年来,益生菌在功能性消化不良治疗方面的应用备受关注。研究表明,某些益生菌可以通过调节肠道菌群平衡、改善肠道环境等方式,缓解功能性消化不良的症状。这为功能性消化不良的治疗提供了新的思路和方法。

5. *个体化治疗*　随着对功能性消化不良认识的深入,个体化治疗逐渐成为研究的热点。通过综合考虑患者的年龄、性别、症状严重程度、合并症等因素,制订个性化的治疗方案,有望进一步提高治疗效果和患者满意度。

总之,功能性消化不良的研究与进展不断推动着我们对这一疾病的认识和治疗水平的提高。未来,随着医学技术的不断进步和研究的深入,相信我们能够为功能性消化不良患者提供更加有效、安全的治疗方案。

第五节　脂肪肝

/ 案例分析 /

　　张先生,45 岁,长期工作压力大,饮食不规律,近一年来体重明显增加,并伴有右上腹轻度不适。在最近的体检中,腹部超声检查显示肝脏存在脂肪浸润,血清转氨酶轻度升高。经过详细询问病史和体格检查,医生初步诊断为非酒精性脂肪肝。

　　为了进一步了解病情,医生进行了全面的实验室检查,包括肝功能、血脂、血糖等血液检查。同时,进行了影像学检查,以更准确地评估肝脏脂肪浸润的程度和分布情况。

　　在治疗方案上,医生建议张先生首先进行生活方式调整。减轻工作压力,保持规律的作息时间,增加运动量,尤其是有氧运动,如快走、游泳等,以减轻体重和改善脂肪肝。饮食调整方面,医生为张先生制订了个性化的饮食计划,建议减少高脂、高糖食物的摄入,增加蔬菜、水果和全谷物的摄入,以提供足够的营养,同时减轻肝脏的负担。根据患者的具体情况,医生还开具了保护肝脏、降低血脂和血糖的药物,以改善肝功能和代谢状况。

在随访与监测方面,医生建议张先生每3~6个月进行一次随访,包括肝功能检查、超声检查等,以监测病情的变化。在随访过程中,医生会根据患者的具体情况提供健康指导,包括饮食、运动等方面的建议,以帮助患者更好地控制病情。考虑到患者长期工作压力大,医生还提供了心理支持,帮助患者缓解焦虑、抑郁等不良情绪,提高治疗依从性。

脂肪肝的诊治过程需要综合考虑患者的病史、症状、实验室检查和影像学检查结果,制订个性化的治疗方案。在治疗过程中,除了药物治疗外,生活方式和饮食调整也至关重要。同时,定期的随访和监测是确保病情得到有效控制的关键。通过综合性的治疗措施,可以有效地改善脂肪肝患者的病情,提高生活质量。

该案例展示了非酒精性脂肪肝的典型治疗过程,强调了生活方式调整、饮食调理、药物治疗以及心理支持等多个方面的重要性。通过综合治疗,患者能够有效缓解脂肪肝症状,改善整体健康状况。保持良好的生活习惯和定期随访是管理脂肪肝的关键,能够帮助患者维持健康。

一　定义

脂肪肝(fatty liver)是由于各种原因引起的肝细胞内脂肪堆积过多的病变,是一种常见的肝脏病理改变,而非一种独立的疾病。脂肪性肝病正严重威胁国人的健康,成为仅次于病毒性肝炎的第二大肝病,发病率在不断升高,且发病年龄日趋年轻化。

二　病因和风险因素

脂肪肝的发生和进展是多种因素综合作用的结果,包括病因和风险因素。以下是关于脂肪肝病因及风险因素的详细解释。

（一）病因

1. 饮食不健康　高糖、高脂肪、高热量的饮食,以及缺乏膳食纤维等营养素,都可能导致脂肪肝。过多的脂肪和糖分摄入会导致脂肪在肝脏内堆积。

2. 饮酒过量　长期大量饮酒是脂肪肝的常见原因。酒精会干扰肝脏的正常代谢功能,影响脂肪的分解和清除,导致脂肪在肝脏内堆积。

3. 药物使用不当　某些药物,如激素、抗生素、抗癫痫药等,以及长期使用某些药物如类固醇激素、抗反转录病毒药物等,可能导致肝脏负担加重,从而引起脂肪肝的发生。

4. 代谢异常　如糖尿病、高血脂、高胆固醇等代谢异常,会导致脂肪肝的发生和进展。这些疾病会干扰肝脏的脂肪代谢,导致脂肪在肝脏内堆积。

（二）风险因素

1. 肥胖　肥胖是脂肪肝的主要危险因素之一,特别是腹部肥胖。

2. 糖尿病或胰岛素抵抗　糖尿病患者或胰岛素抵抗者更容易患上脂肪肝。血糖和胰岛素不平衡会导致脂肪在肝脏内堆积。

3. 缺乏运动　缺乏运动会导致摄入的能量过剩,身体代谢紊乱,从而增加脂肪肝的风险。

4. 营养不良　营养不良可能引起体内蛋白质缺乏,导致肝脏内脂肪堆积。此外,还有一些其他因素可能增加脂肪肝的风险,如慢性病毒感染（如乙肝、丙肝等）、长期使用胃肠外营养（如静脉营养、葡萄糖溶液）、肠道损失、肝病或自身免疫性疾病、胆囊炎、胆结石、胆囊息肉等。

 临床表现

（一）症状

脂肪肝起病隐匿,发病缓慢,绝大多数患者无任何症状。部分患者可有乏力、消化不良、右上腹部胀痛或者肝区隐痛等非特异症状;严重脂肪性肝炎可出现瘙痒、食欲缺乏、恶心、呕吐等症状。发展至失代偿期的肝硬化患者可出现腹水、食管胃底静脉破裂出血、肝性脑病等并发症。

（二）体征

患者多无特异性阳性体征,超过 30％患者存在肥胖,部分患者可出现肝、脾肿大,发展到肝硬化失代偿时期可出现相应的肝掌、蜘蛛痣、皮肤巩膜黄染、门静脉高压等相关体征。

四 诊断

脂肪肝按病因一般可分为酒精性脂肪肝和非酒精性脂肪肝。酒精性脂肪肝患者一般有比较明确的长期大量饮酒史,诊断相对容易。比如,男性每日摄入酒精量超过 40 克(女性为 20 克),持续 5 年以上。对于非酒精性脂肪肝,其诊断标准可分为 3 个部分,其中符合 1+2 或 1+3 即诊断成立。

(一)临床诊断标准

1. 易感因素　肥胖、高血压、2 型糖尿病、血脂异常等代谢综合征。

2. 饮酒史　无饮酒史或饮酒折合乙醇量男性<140 克/周,女性<70 克/周。

3. 特殊疾病史　除外导致脂肪肝的特定性疾病,如病毒性肝炎、药物性肝病、全胃肠外营养、肝豆状核变性和自身免疫性肝病等。

4. 其他　除外表现为肝、脾肿大,肝区隐痛、乏力等的原发病。

(二)影像学诊断标准

超声或 CT 检查提示脂肪肝者。

(三)病理学诊断标准

肝穿刺活检提示脂肪肝者。

五 治疗和管理

(一)病因治疗

如能控制引起脂肪肝的病因,单纯性脂肪肝和脂肪性肝炎是可以逆转,甚至完全恢复的,这是治疗脂肪肝的重要措施。如减肥、合理控制血糖和血脂、纠正营养失衡,避免滥用药物等。

(二)饮食治疗

中等程度的热量限制,肥胖成人的每日热量摄入需减少 500～1 000 千卡;改变饮食组分,建议低糖、低脂的平衡膳食,减少含蔗糖饮料以及饱和脂肪和反式脂肪酸的摄入并增加膳食纤维含量。

(三)运动治疗

减肥和运动可改善胰岛素抵抗,是治疗肥胖相关非酒精性脂肪性肝病的最佳措施。中等程度以上的有氧运动,运动频率>4 次/周,累计时间>150 分钟。减轻体重 3%～5%才能改善肝细胞脂肪变性,达到 10%可改善肝脏炎症坏死程度。

（四）药物治疗

1. 改善胰岛素抵抗　部分非酒精性脂肪肝病患者存在胰岛素抵抗或者合并2型糖尿病，可以应用胰岛素受体增敏剂，如噻唑烷二酮类；合并高脂血症，可在综合治疗的基础上应用降脂药物，但应注意监测肝功能，避免出现新的肝脏损害；合并高血压，可使用血管紧张素受体阻滞剂。

2. 抗氧化剂　维生素E有抗氧化作用，减轻脂质过氧化，每日可适当补充维生素E，适用于无糖尿病的非酒精性脂肪性肝炎患者。

3. 护肝抗炎药　防治肝炎和纤维化，如多烯磷脂酸胆碱，可加速肝细胞的稳定和再生，抑制脂质过氧化，并有抑制脂肪纤维化作用，适用于非酒精性脂肪性肝炎和肝硬化者；出现转氨酶明显增高或应用降脂药物后的肝功能异常时，应适时加用保肝药物，如甘草酸制剂等。

4. 降脂药物　血脂紊乱经基础治疗和（或）应用减肥降糖药物（二甲双胍）3～6个月以上，仍呈混合性高脂血症或高脂血症合并2个以上危险因素者，需考虑加用贝特类、他汀类或普罗布考等降血脂药物。

（五）手术治疗

1. 减肥手术　主要适用于BMI>40千克/平方米的重度肥胖，或BMI>35千克/平方米伴有并发症如难以控制的2型糖尿病，并通过改变生活方式无效的患者，必要时可行各种减少食物吸收的手术，如空回肠分流术、胃气囊术、小胃手术等。

2. 肝移植手术　主要适用于合并肝衰竭、失代偿期肝硬化或者并发肝细胞癌危及生命的患者。

 六　预防

脂肪肝的预防和保健是一个综合性的过程，涉及饮食、生活习惯、运动等多个方面（图3-5）。以下是一些具体的建议。

（一）调整饮食习惯

首先，应尽量避免高脂肪、高胆固醇和高糖的食物，减少动物性脂肪的摄入，选择易消化且含胆固醇少的奶类及植物油。其次，保证充足的蛋白质摄入，蛋白质对肝病患者是必不可少的，可以保护肝细胞的功能并促进肝细胞的再生。此外，多摄入富含维生素的食物，特别是维生素A、B、C和K，这些维生素对肝脏的健康至关重要。

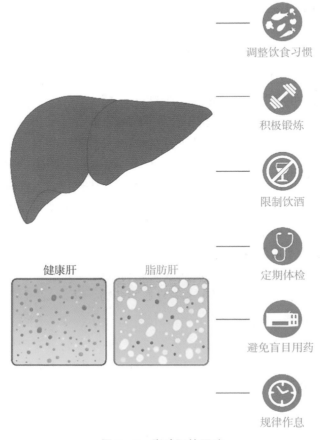

调整饮食习惯

积极锻炼

限制饮酒

定期体检

避免盲目用药

规律作息

健康肝　　脂肪肝

图 3-5　脂肪肝的预防

（二）积极进行体育锻炼

通过体育锻炼，可以促进体内多余热量的消耗，避免脂肪在肝脏中过度堆积。建议每周进行中等强度的有氧运动，如快走、游泳、跑步等，以提高新陈代谢、增加肌肉质量，从而改善脂肪肝状况。

（三）限制饮酒

酗酒是脂肪肝的常见诱因，因此需要及时改善不良的饮酒习惯，限制酒精的摄入量。

（四）定期体检

通过定期体检，可以及时了解身体的状况，规避不良因素，降低脂肪肝的发生概率。

（五）避免盲目用药

在发生疾病时，应避免擅自使用药物，以免对肝脏造成损伤，增加脂肪肝的风险。

（六）规律作息

保持充足的睡眠和良好的睡眠质量，有助于肝脏的正常排毒和修复。此外，对于一些容易引发脂肪肝的不良习惯和因素，如吸烟，应尽量远离。同时，脂肪肝患者还应保持乐观的心态，积极配合医生的治疗，以更好地控制病情。

 七 研究进展

脂肪肝的最新研究进展主要集中在治疗方法的探索与突破上。以下是一些最新的进展。

首先，全球范围内对脂肪肝的治疗靶点进行了深入研究。近期，科学家们在脂肪肝治疗领域取得了重大突破，发现了泛素 E3 连接酶 BFAR 可以促进脂肪肝重要遗传危险因素 *PNPLA3* 的降解，这为脂肪肝的治疗提供了新的靶点。通过利用这一靶点，未来可能开发出更加精准、有效的脂肪肝治疗药物。

其次，随着医学技术的不断进步，越来越多的创新药物被研发出来用于治疗脂肪肝。例如，首款针对非酒精脂肪性肝炎的脂肪肝靶向药物已经获得美国 FDA 的批准。这种药物是靶向肝脏的甲状腺激素受体 β 口服选择性激动剂，旨在减少肝脏中的脂肪积聚、改善肝脏炎症和纤维化。这一药物的上市为脂肪肝患者提供了新的治疗选择，有望带来显著的治疗效果。

除了药物治疗外，生活方式调整和饮食控制仍然是脂肪肝治疗的重要组成部分。通过保持规律的作息时间、增加运动量、改善饮食结构等措施，可以有效地减轻脂肪肝的症状并预防病情恶化。

综上所述，脂肪肝的最新研究进展在治疗方法上取得了显著突破，为患者提供了新的治疗选择和希望。然而，脂肪肝的治疗仍然是一个复杂而长期的过程，需要综合考虑患者的具体情况和个体差异，制订个性化的治疗方案。同时，预防脂肪肝的发生同样重要，人们应该保持健康的生活方式和饮食习惯，以维护肝脏的健康。

第六节　慢性胆囊炎

/ 案例分析 /

　　谢女士,42 岁,有反复发作的右上腹痛病史,疼痛放射至右肩部,伴有发热、黄疸及呕吐等症状。平时经常腹胀,食欲不振,大便溏薄,睡眠不佳。

　　经过详细的体格检查和实验室检查,患者被确诊为慢性胆囊炎急性发作伴胆石症。考虑到患者症状明显且反复发作,医生建议患者先进行保守治疗,包括使用消炎利胆药物、调整饮食等。同时,鉴于患者存在胆石症,医生也考虑到了手术治疗的可能性。

　　在保守治疗期间,患者按照医生的建议进行了饮食调整,减少了油腻食物的摄入,增加了膳食纤维的摄入。同时,患者也按时服用了消炎利胆药物,症状得到了一定的缓解。

　　然而,在保守治疗一段时间后,患者的症状并未完全消失,且反复发作的频率也未明显降低。因此,医生与患者进行了进一步的沟通,解释了手术治疗的必要性和风险。

　　在充分考虑后,患者决定接受手术治疗。手术过程顺利,患者的胆囊被成功切除。术后,患者恢复情况良好,右上腹痛、腹胀等症状明显减轻,食欲和睡眠质量也得到了改善。

　　临床上慢性胆囊炎的治疗包括药物治疗和手术治疗,治疗方案常常根据患者的具体情况进行个体化调整。在日常生活中,保持良好的饮食习惯和健康的生活方式有助于预防胆囊炎的发生和发展。如果病情反复或加重,一定要及时就医并与医生保持沟通,进行适当的治疗和调整。

一　定义

　　慢性胆囊炎(chronic cholecystitis)是由急性或亚急性胆囊炎反复发作,或长期存在的胆囊结石所致的胆囊功能异常,约 25％的患者存在细菌感染,其发病基础是胆囊管或胆总管梗阻。根据胆囊内是否存在结石,慢性胆囊炎可分为结石性胆囊炎与非结石性胆囊炎。结石性胆囊炎占所有慢性胆囊炎的90%～95%,由胆囊结石和细菌感染引起;非结石性胆囊炎主要由胆囊动力学异常、胆囊缺血及细菌、病毒、寄生虫感染等引起。

 病因和风险因素

慢性胆囊炎的病因主要包括感染、梗阻以及代谢因素等,而风险因素则与个体的生活习惯、身体状况等有关。

首先,感染是慢性胆囊炎的一个重要病因。胆囊受到细菌感染后,可能导致胆囊壁增厚,甚至出现萎缩、胆囊腔缩小以及功能丧失的情况。寄生虫感染也可能引起胆囊炎,尽管这种情况相对较少。

其次,梗阻也是导致慢性胆囊炎的常见原因。当胆囊管受到结石、肿瘤等阻塞时,胆汁在胆囊内聚集,胆色素被吸收,引起胆汁成分的改变,从而刺激胆囊发生慢性炎症。

此外,代谢因素也可能导致慢性胆囊炎。例如,胆固醇的代谢发生紊乱时,胆固醇可能沉积在胆囊壁的内壁上,引发慢性炎症。胆汁的脂质进入胆囊腔等结缔组织,也可能导致炎症反复发作。

在风险因素方面,中年肥胖女性、中年男性、绝经期前的女性、消化不良患者以及结石形成者更容易患慢性胆囊炎。这可能与他们的生理特点、生活习惯以及身体状况有关。例如,中年肥胖女性由于体内脂肪代谢紊乱,更容易出现胆汁排泄不畅,从而增加胆囊炎的发作风险。而结石形成者由于结石可能引起梗阻,从而增加患病风险。

 临床表现

（一）症状

腹痛为慢性胆囊炎最常见的症状,其发生与高脂、高蛋白饮食有关,常表现为右上腹或中上腹发作性的胆绞痛或钝痛,腹痛常发生于晚上和饱餐后,可放射至右肩背部,持续数小时后可自行缓解。部分患者可表现为嗳气、饱胀、恶心等症状。较少出现畏寒、高热和黄疸。少数患者可合并胆源性胰腺炎、胆石性肠梗阻等并发症（图3-6）。

（二）体征

大多数患者无任何阳性体征,仅少数有右上腹轻压痛,发生急性胆囊炎时可

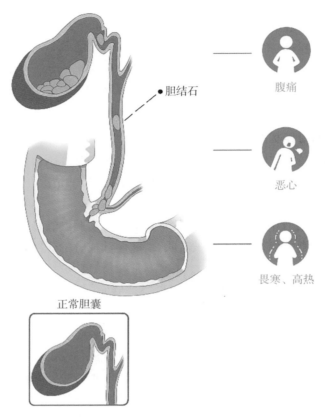

胆结石

腹痛

恶心

畏寒、高热

正常胆囊

图3-6 慢性胆囊炎的症状

有胆囊触痛。以左手掌平放于患者右胸下部,以拇指指腹勾压于右肋下胆囊点处,然后嘱患者缓慢深吸气,若在吸气过程中因疼痛而突然屏气,即为墨菲征阳性。

四 诊断

慢性胆囊炎主要依靠症状及超声等影像学诊断。反复发作性、可向右肩胛下区放射的右上腹痛,腹痛发作与高脂或高蛋白饮食相关,可伴有消化不良症状。体检时可有或无右上腹压痛。超声等影像检查发现胆囊结石、胆囊壁增厚等。除外其他引起右上腹疼痛的疾病,如急性胆囊炎、消化性溃疡、功能性消化不良、急性心肌梗死等疾病。

五　治疗与管理

慢性胆囊炎的治疗与管理是一个综合性的过程,涉及多个方面。以下是一些关键的治疗与管理策略。

（一）药物治疗

1. 应用广谱抗生素　如头孢菌素类或氧氟沙星,以控制感染并减轻炎症反应。

2. 镇痛药物　使用解痉镇痛药物和镇静剂,缓解疼痛和不适感。

3. 其他药物　在医生的指导下,使用其他药物如熊去氧胆酸胶囊、消炎利胆片、清肝利胆口服液等进行治疗。但需注意,对上述药物中某种成分过敏的患者不建议使用。

（二）手术治疗

对于病情严重或伴有结石的患者,手术切除胆囊是最佳的治疗方法。手术能彻底去除感染病灶,预防并发症的发生。但对于症状轻微或合并其他严重疾病的年老患者,手术需谨慎考虑,以避免手术风险。

（三）日常调理与饮食管理

1. 注意休息　患者需要卧床休息,避免剧烈运动和过度劳累。

2. 均衡饮食　饮食应以低脂、低胆固醇、高纤维为主,避免摄入油腻、辛辣食物和酒精,以减轻胆囊的负担。建议每天摄入 500 克以上的蔬菜和水果,少食多餐,避免暴饮暴食。控制碳水化合物的摄入,特别是肥胖或合并冠心病、高脂血症的患者。适量摄入蛋白质,每日 50～100 克,以利于损伤组织修复。

3. 调整电解质平衡　对于腹胀者,需进行胃肠减压,同时纠正水、电解质和酸碱平衡的失调,维持体内稳定的生理状态。

4. 生活习惯调整　保证充足的睡眠时间,每日 7～8 小时为宜,避免过度兴奋的活动,如看电视、玩手机等。适量运动有助于促进胆汁的分泌和排出,但要避免剧烈运动和长时间的体力劳动。建议选择有氧运动,如散步、慢跑、游泳等。

5. 心理支持　保持愉悦的心情,养成良好的作息习惯。对于长期焦虑或抑郁的患者,提供必要的心理支持,帮助他们应对疾病带来的压力。

 六　预防

慢性胆囊炎是一种常见疾病,其预防与保健对于维护胆囊健康至关重要。

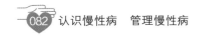

以下是一些关键的预防与保健措施。

（一）饮食管理

1. 避免高脂、高胆固醇食物　如油炸食品、动物内脏、奶油等，这些食物会刺激胆囊收缩，增加胆汁分泌，从而可能诱发胆囊炎发作。

2. 增加膳食纤维的摄入　多吃蔬菜、水果、全谷类食物等，有助于维持正常的胆囊功能。

3. 控制饮食量　避免暴饮暴食，以减轻胆囊的负担。

4. 注意饮食卫生　避免食用过期变质的食品，以防止胆道感染。

（二）运动与休息

适量运动有助于促进胆汁的分泌和排出，可以选择有氧运动，如快走、爬楼、游泳等。但应避免剧烈运动和长时间的体力劳动，以免对胆囊造成过度压力。注意劳逸结合，避免过度劳累，合理安排工作和休息时间。

（三）戒烟与限酒

戒烟、限酒是预防慢性胆囊炎的重要措施之一。烟草和酒精都可能对胆囊产生不良影响，增加胆囊炎的风险。

（四）定期检查

通过定期进行体格检查、实验室检查以及影像学检查，如 CT、B 超检查等，可以观察胆囊有无病变出现，从而及时预防和治疗慢性胆囊炎。

（五）积极治疗原发病

如果患者本身患有胆囊疾病，如急性胆囊炎或亚急性胆囊炎、胆结石等，应及时治疗，以控制病情，防止其进一步发展为慢性胆囊炎。

慢性胆囊炎的预防与保健是一个综合性的过程，需要我们从饮食、运动、休息、生活习惯以及原发病治疗等多个方面进行综合管理。通过采取这些措施，我们可以有效地降低慢性胆囊炎的发生风险，维护胆囊的健康。同时，如果出现相关症状或疑虑，应及时就医，以便得到专业的诊断和治疗。

七　研究进展

慢性胆囊炎的最新研究与进展主要集中在以下几个方面。

首先，在手术治疗方面，腹腔镜胆囊切除术是目前最常用的慢性胆囊炎手术治疗方法之一。该手术使用腹腔镜技术，通过小切口和显微镜，将胆囊从胆囊床上脱离,然后将其切除。这种手术方法具有创伤小、出血少、恢复快等优点。随着技术的不断改进和器械的改良,腹腔镜胆囊切除术的成功率逐渐提高。此外,胆总管逆行胆管造影术也是一种新型的慢性胆囊炎手术治疗方法,通过术中胆总管逆行注入造影剂,观察其显像情况,以更精确地保护周围组织并减少术后并发症的风险。

其次,从中医治疗的角度来看,慢性胆囊炎的治疗也有新的进展。中医认为慢性胆囊炎的发病关键在于肝胆,多因肝郁气滞、饮食不节、肝气犯胃等致瘀。因此,应用活血化瘀药物治疗常常能够取得良好疗效。近年来,对于慢性胆囊炎从瘀论治的临床研究逐渐增多,并取得了一定的疗效评价。

此外,随着医学技术的不断发展,对于慢性胆囊炎的发病机制也有了更深入的了解。比如,肠道菌群与胆囊疾病的关系逐渐受到关注。肠道菌群失调可导致肠道通透性增加,使细菌及其代谢产物易位进入血液循环,通过门静脉到达肝脏和胆囊,引发免疫反应和炎症,影响胆汁的成分和胆囊的功能。

最后,在预防与保健方面,最新的研究也提出了一些新的建议。例如,多吃富含 $\omega-3$ 多不饱和脂肪酸的食物,如深海鱼类、亚麻籽油等,可能对慢性胆囊炎有一定的预防作用。

总之,慢性胆囊炎的最新研究与进展涵盖了手术治疗、中医治疗以及预防保健等多个方面。这些新的研究成果为慢性胆囊炎的治疗提供了更多的选择和可能性,也为患者带来了更好的治疗效果和生活质量。

第七节　慢性胰腺炎

/ 案例分析 /

马先生,50岁,近一年来消瘦明显,体重下降约5千克,时有排出不消化食物和油性粪便,小便正常。反复上腹部闷痛,向腰背部放射,已影响到休息与睡眠。

经过进一步询问病史,了解到患者有长期饮酒史,这是慢性胰腺炎的常见病因之一。同时,马先生还表现出消瘦、排不消化食物便、脂肪泻等胰腺外分泌功能不足的症状。

医生进行了详细的诊断与治疗。马先生先进行影像学检查,包括腹部B超、X线检查、超声内镜、CT或MRI等,以观察胰腺有无钙化、纤维化、结石、胰管扩张及胰腺是否萎缩。这些检查有助于发现胰腺的形态学改变,为诊断提供重要依据。

同时,进行了血糖及胰岛素测定、胰多肽测定、血清胆囊收缩素测定等化验检查,以了解胰腺内外分泌功能。还检测了血淀粉酶、血脂肪酶和尿淀粉酶等指标,发现数值升高,进一步提示慢性胰腺炎的可能性。

综合以上检查结果,结合马先生的临床表现和病史,初步诊断为慢性胰腺炎。在治疗过程中,除了针对长期饮酒史进行戒酒治疗外,还建议患者采取少量多餐、高蛋白、高维生素、低脂饮食的饮食方式,以减轻胰腺的负担,促进康复。对于营养不良的患者,进行营养支持治疗,以改善患者的营养状况。

定义

慢性胰腺炎(chronic pancreatitis,CP)是指各种病因引起的胰腺组织和功能不可逆的慢性炎症性疾病,其病理特征为胰腺腺泡萎缩、破坏和间质纤维化。临床以反复发作的上腹部疼痛以及胰腺内、外分泌功能不全为主要表现,可伴有胰腺实质钙化、胰管扩张、胰管结石和胰腺假性囊肿形成等。

根据《慢性胰腺炎诊治指南》(2018)报道:在全球范围内,慢性胰腺炎的发病率为9.62/10万,死亡率为0.09/10万,慢性胰腺炎患者中以男性为主,其数量约为女性的2倍。近年来,慢性胰腺炎发病率有所增长。这可能与生活水平的提高、饮食习惯的改变有关,同时B超检查、经内镜逆行胰胆管造影、CT、MRI及多种胰腺分泌功能检查的开展与普及,提高了慢性胰腺炎的确诊率。

慢性胰腺炎是一种复杂的疾病,其流行病学特征因地区、生活习惯和医疗水平等多种因素而异。因此,预防和治疗慢性胰腺炎需要综合考虑多种因素,包括改善生活习惯、加强早期诊断和精准治疗等。同时,大众也应提高对该疾病的认知,以便更好地进行预防和早期干预。

病因和风险因素

（一）酒精滥用

长期过量饮酒是导致慢性胰腺炎最常见的原因之一。酒精会直接损伤胰腺细胞，引起炎症和纤维化。

（二）胆道疾病

胆石症和胆道感染也是慢性胰腺炎的重要病因。胆道疾病可能导致胆总管阻塞，进而引发胰液回流和胰腺炎症。

（三）遗传因素

某些基因突变或遗传性胰腺疾病，如遗传性胰腺炎、囊性纤维化等，也可能导致慢性胰腺炎的发生。

（四）高脂血症

高脂血症患者由于血脂代谢异常，可能导致胰腺血供不足，从而引发胰腺组织损伤和慢性胰腺炎。

（五）自身免疫性疾病

自身免疫性胰腺炎是一种罕见的慢性胰腺炎类型，其发病与自身免疫反应有关。

（六）药物因素

长期使用某些药物，如抗生素、硫脲类药物和非甾体抗炎药等，可能诱发或加重慢性胰腺炎。

此外，不良生活习惯如经常暴饮暴食、饮食过于油腻等，也可能增加慢性胰腺炎的发病风险。这些不良习惯可能导致胰腺分泌过多的胰液，从而诱发胰腺炎。

 临床表现

慢性胰腺炎的临床表现多种多样，主要包括以下几个方面（图 3-7）。

（一）腹痛

腹痛是慢性胰腺炎最主要且最常见的症状。80%～90%的患者会有不同程度的腹痛，表现为持续性隐痛或钝痛，有时疼痛会剧烈且无法耐受。疼痛多位于

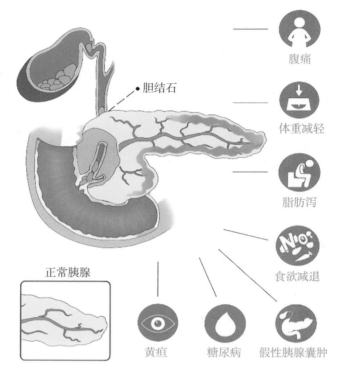

胆结石

腹痛

体重减轻

脂肪泻

食欲减退

正常胰腺

黄疸　　糖尿病　　假性胰腺囊肿

图 3-7　慢性胰腺炎的临床表现

中上腹部，并可能放射至背部。疼痛部位通常与炎症部位一致。饮酒、高脂或高蛋白饮食可能诱发或加剧疼痛。

（二）体重减轻

体重减轻也是慢性胰腺炎的一个重要症状。约 75％ 的病例会出现此症状，这主要是由于惧怕进食引起腹痛，以及严重的胰腺病变导致胰酶分泌减少，进而影响消化和吸收。

（三）脂肪泻

表现为大便次数增多，每日 3～5 次或更多，粪便不成形，有油光或脂肪滴，伴有恶臭。这是由于胰腺外分泌功能受损，脂肪消化和吸收不良所致。

（四）食欲减退

患者常因腹痛和消化不良而出现食欲减退。

（五）胰腺假性囊肿

部分患者，特别是那些有重度胰腺炎病史的，可能会发生胰腺假性囊肿。这些囊肿的大小不等，小的可能只有 1 厘米，大的可能达到 20 厘米，并与胰管相通。

（六）黄疸

表现为先天性胰管胆管发育畸形或胰头纤维增生压迫胆总管下端所致。但需要注意的是，仅有少数患者会出现此症状。

（七）糖尿病

在疾病晚期，由于胰岛功能受损，胰岛素分泌明显减少，可能导致糖尿病。

 四　诊断

慢性胰腺炎的诊断主要依赖于临床症状、体征、实验室检查和影像学诊断。

（一）临床症状

主要包括食欲不振、恶心、呕吐、腹泻、上腹疼痛、血糖升高以及营养不良等。患者会逐渐消瘦，上腹部产生压痛感，有时可能形成包块或阻塞性黄疸。

（二）实验室检查

包括血常规、红细胞沉降率，血生化等项目可以检测出血淀粉酶、血脂肪酶和尿淀粉酶等指标的数值。如果这些数值升高，可能提示慢性胰腺炎。

（三）影像学检查

影像学检查也是诊断慢性胰腺炎的重要手段。腹部超声、CT 和磁共振胰胆管成像能够观察胰腺的形态变化，检测钙化、结石、扩张或狭窄等情况。此外，X 线检查也能在胰腺区域发现阳性的结石影或钙化灶，有助于明确诊断。

然而，慢性胰腺炎的诊断还需要与一些疾病进行鉴别，如消化性溃疡、胆道疾病、肠系膜血管疾病及胃部恶性肿瘤等，这些疾病可能导致相似的腹痛症状。此外，还需要鉴别脂肪泻是否由胰腺疾病引起，以及慢性胰腺炎与胰腺恶性肿瘤的区别。在这些情况下，可能需要采用更为复杂的检查方法，如内镜超声、经内镜逆行胰胆管造影或超声内镜活检等，以获取更准确的诊断。

总之，慢性胰腺炎的诊断是一个综合的过程，需要结合患者的临床症状、实验室检查和影像学结果进行综合判断。在诊断过程中，还需要注意与其他相关疾病的鉴别，以确保诊断的准确性。

五　治疗与管理

慢性胰腺炎的治疗与管理涉及多个方面，主要包括药物治疗、手术治疗、营养治疗以及生活方式调整。

（一）药物治疗方面

针对疼痛，可以使用非甾体抗炎药如吲哚美辛、对乙酰氨基酚等，以及强效镇痛药如布那利嗪、曲马多等。对于胰腺外分泌功能不全，可采用高活性、肠溶性胰酶替代治疗，并辅助饮食疗法，胰酶应餐中服用，同时应用 PPI 或 H_2 受体拮抗剂抑制胃酸分泌，提高药物疗效。对于胰腺内分泌功能不全，如合并糖尿病，可给予胰岛素治疗。

（二）手术治疗

如下情况需手术，包括胰腺脓肿、假性脓肿，不能排除胰腺癌、瘘管形成，以及胰腺肿大压迫胆总管引起阻塞性黄疸等。手术方式包括胰切除手术、胰管减压分流手术、迷走神经腹腔神经节切除手术等。

（三）营养治疗方面

患者应避免摄入大量脂肪，适量增加碳水化合物、蛋白质的摄入量，同时避免辛辣、咖啡因和酒精等刺激性食物。食物应少渣、易消化和吸收，如小米粥、红米粥、面条、包子等主食，以及牛肉、脱脂牛奶、鸡肉、瘦肉等蛋白质类食物。同时，富含膳食纤维的蔬菜和新鲜水果也是不错的选择。

（四）生活方式方面

生活方式调整也非常重要。患者应戒烟戒酒，酒精是慢性胰腺炎的重要诱因之一，而吸烟也可能加重病情。此外，适当的锻炼有助于改善机体的免疫功能和胰腺血液循环，可选择低强度的运动如散步、瑜伽、太极等。

在整个治疗过程中，患者应保持与医生的沟通，遵循医生的建议，定期进行复查，及时调整治疗方案。同时，保持良好的心态，积极面对疾病，也是治疗与管理的重要一环。

六　预防

慢性胰腺炎的预防和保健主要包括以下几个方面。

（一）饮食调整

避免暴饮暴食，尽量保持饮食的清淡和易消化。减少摄入辛辣、油腻、高胆固醇的食物,这些食物可能加重胰腺的负担。多吃水果蔬菜来补充维生素 C,提高免疫力。注意细嚼慢咽,避免在睡前 2 小时内进食。吸烟、喝酒、喝浓茶和咖啡等习惯都可能对胰腺产生不良影响。

（二）生活方式调整

保持良好的作息习惯,早睡早起,避免熬夜,让器官得到充分的休息。保持良好的心态,这有助于疏通气血,加快疾病的治疗。适当地进行锻炼,增强抵抗力,降低病菌的侵入概率。

（三）治疗胆道系统疾病

如果存在胆道系统疾病,应及时进行对症治疗,以免对胰腺造成影响。积极治疗急性胰腺炎:急性胰腺炎的反复发作或治疗不彻底可能导致慢性胰腺炎,因此需要及时并彻底地治疗急性胰腺炎。

（四）定期体检

对于慢性胰腺炎的高危人群,应定期进行体检,以便及时发现并治疗病变。

七　研究进展

慢性胰腺炎的最新研究与进展涵盖了多个方面,包括病因研究、诊断方法、治疗策略以及预防保健措施。

在病因研究方面,目前已经发现了一些与慢性胰腺炎发病风险相关的基因变异,如编码阳离子胰蛋白酶原（PRSS1）、丝氨酸蛋白酶抑制剂 Kazal 1 型（SPINK1）等的基因变异。这些发现为深入了解慢性胰腺炎的发病机制和预防提供了新的线索。

在诊断方法上,随着医学技术的不断进步,慢性胰腺炎的诊断手段也在不断更新和完善。除了传统的血液检查、影像学检查外,基因检测等新技术也逐渐应用于慢性胰腺炎的诊断中,提高了诊断的准确性和早期发现率。

在治疗策略方面,慢性胰腺炎的治疗方法日益多样化和个性化。除了传统的药物治疗、手术治疗外,基因治疗、细胞治疗等新型治疗方法也在不断研究和探索中。

在预防保健方面,随着对慢性胰腺炎发病机制认识的深入,预防保健措施也更加注重个体化和全面性。除了避免饮酒、高脂饮食等危险因素外,还强调定期体检、早期发现和治疗潜在的胰腺疾病,以及保持良好的生活习惯和心态等。

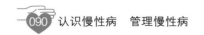

　　总的来说，慢性胰腺炎的最新研究与进展在病因、诊断、治疗和预防保健等方面都取得了显著成果，为患者的治疗和康复提供了更好的支持和保障。但仍需要继续深入研究慢性胰腺炎的发病机制和治疗方法，以进一步提高治疗效果和患者的生活质量。

第四章　泌尿系统疾病

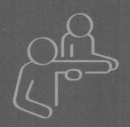

第一节　慢性肾小球肾炎

/ 案例分析 /

张先生,45岁,因反复下肢水肿、蛋白尿、血尿以及血压升高已持续3年而就诊。经详细询问病史,得知张先生过去两年内肾功能逐渐下降,血肌酐和尿素氮轻度升高。张先生平日工作繁忙,饮食不规律,且常有熬夜习惯。

在来到医院就诊时,临床医生给张先生安排了尿常规、血常规、生化全套等基础检查。结果显示,尿蛋白(+++),潜血(+++),血肌酐145毫摩尔/升,尿素氮10.2毫摩尔/升,均明显高于正常值。B超和CT检查显示肾脏形态和结构未见明显异常。

综合张先生的病史、临床表现和实验室检查结果,初步诊断为慢性肾小球肾炎。

为控制张先生的高血压,医生选择了血管紧张素转换酶抑制剂类药物,这不仅可以降压,还有助于减少尿蛋白和保护肾脏功能。同时,予以利尿剂以减轻水肿症状。

在日常生活中,张先生的饮食结构调整也是必不可少。医生建议他采用低盐、低脂、优质低蛋白的饮食,并限制磷的摄入。同时,重点强调了规律作息,避免熬夜,并适当进行有氧运动,如散步、打太极拳等。

鉴于慢性肾小球肾炎是一种长期疾病,医生还为张先生提供了心理支持,帮助他调整心态,积极面对疾病。

张先生在经过一系列治疗后,医生同时制订了详细的随访计划,包括定期复查肾功能、尿常规、血压等。并要求他密切关注身体变化,如水肿、血尿

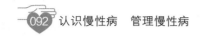

等症状加重时,应及时就医。

慢性肾小球肾炎的治疗是一个综合性的过程,需要药物治疗、生活方式调整和心理支持等多方面的配合。通过个性化的治疗方案和密切的随访监测,可以帮助患者更好地管理疾病,提高生活质量。

通过医生的治疗,张先生的病情得到了有效控制,水肿和血尿症状明显改善,血压也稳定在正常范围内。

定义

慢性肾小球肾炎(chronic glomerulonephritis,CG)简称慢性肾炎,是一种原发性肾小球疾病,其特点为病程冗长、病情发展缓慢,且伴有不同程度的肾功能减退,具有肾功能恶化倾向,最终可能发展为慢性肾衰竭。它的基本临床表现包括蛋白尿、血尿、高血压和水肿,起病方式各不相同,病变缓慢进展。

病因和风险因素

慢性肾小球肾炎的病因和风险因素相当复杂且多样。以下是一些主要的病因与风险因素。

(一)感染

包括上呼吸道感染,如感冒,以及肠道、皮肤的感染等,这些感染可能诱发或加重慢性肾小球肾炎。

(二)对肾脏有毒性的药物

某些药物,特别是某些镇痛药和中药,如果未经医生指导而滥用,可能对肾脏产生毒性作用,进而引发慢性肾小球肾炎。

(三)免疫介导炎症

机体对自身抗原产生的免疫反应可能引发组织损伤,导致肾小球毛细血管壁发生炎症、纤维化等病理变化,从而影响肾小球的功能。

(四)遗传因素

基因突变可能导致肾脏结构和功能异常,进而增加患慢性肾小球肾炎的风险。对于有家族史的人群,定期进行肾功能监测是早期发现并干预疾病的关键。

（五）高血压

高血压长期控制不佳会导致肾小球内压力增高，加速硬化过程，从而损害肾功能。因此，控制血压是预防和治疗慢性肾小球肾炎的重要措施。

（六）糖尿病

高血糖状态会引起微血管病变，导致肾小球基底膜增厚、系膜区细胞外基质增多，最终可能发展为慢性肾小球肾炎。

（七）昆虫叮咬

某些昆虫的叮咬也可能与慢性肾小球肾炎的发生有关。

（八）重金属暴露

饮用含有不明成分的深井水等可能导致摄入重金属，进而对肾脏产生损害。

除此之外，一些不明原因的机制也可能导致慢性肾小球肾炎的发生。因此，对于慢性肾小球肾炎的预防和治疗，需要综合考虑多种因素，并在医生的指导下制订个体化的治疗方案。

三 临床表现

慢性肾小球肾炎以青中年为主，男性多见，多数起病缓慢、隐匿，临床表现呈现多样性。

（一）水肿

多数患者有不同程度的水肿，轻者仅见于面部、眼睑等组织疏松部位，晨起比较明显，进而发展至足踝、下肢；重者全身水肿，并可有腹（胸）水。

（二）高血压

部分患者以高血压为首发症状，高血压的程度差异较大，轻者仅（140～160）/（95～100）毫米汞柱，重者达到或超过 200/110 毫米汞柱。持续高血压容易导致心功能受损、加速肾功能恶化，其程度与预后关系密切。高血压在临床上常表现为头胀、头痛、眩晕、眼花、耳鸣、失眠、多梦、记忆力减退等症状。

（三）尿异常改变

水肿期间尿量减少，无水肿者，尿量接近正常；常有夜尿及低比重尿，尿比重（禁水 1～2 小时）不超过 1.020；至尿毒症期即可出现少尿（＜400 毫升/天）或无尿（＜100 毫升/天）；有不同程度的尿蛋白，一般在 1～3 克/天，也可呈大量蛋白

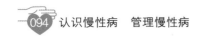

尿（>3.5克/天）；蛋白尿多呈非选择性；尿沉渣可见颗粒管型和透明管型；在急性发作期可出现镜下血尿甚至肉眼血尿。

（四）贫血

患者呈现中度以上贫血，发展到终末期可出现严重贫血。如患者无明显营养不良，其贫血多属正细胞、正色素型。患者可有头晕，乏力，心悸，面色苍白，唇甲色淡等症状、体征。

（五）肾功能不全

主要表现为肾小球滤过率（glomerular filtration rate，GFR）下降，肌酐清除率（creatinine clearance rate，Ccr）降低。轻中度肾功能受损患者可无任何临床症状，当Ccr低于10毫升/分钟，临床上可见少尿或者无尿、恶心呕吐、食欲缺乏、乏力、嗜睡、皮肤瘙痒等症状。

四　诊断

凡是尿化验异常（蛋白尿、血尿、管型尿）、水肿、高血压史达一年以上，无论有无肾功能损害均应考虑此病，在除外继发性肾小球肾炎及遗传性肾小球肾炎后，临床上可诊断为慢性肾小球肾炎。

（一）常规项目检查

1. 尿常规　有尿蛋白，镜下血尿和（或）管型尿；尿比重降低，圆盘电泳以中分子型蛋白尿为主，红细胞形态为变（畸）形红细胞。

2. 血常规　轻度贫血常见，肾衰竭时出现较严重贫血。

3. 肾功能测定　肾功能不同程度受损，血尿素氮、血肌酐升高，内生肌酐清除率下降，肾小管浓缩稀释功能异常。

4. 影像学检查　B超可见双肾缩小，双肾实质病变。

（二）推荐项目检查

肾活检病理检查：诊断不明确时，可行肾活检确诊。

五　治疗和管理

（一）治疗

慢性肾炎的治疗应以防止或延缓肾功能进行性恶化、改善或缓解临床症状及防治严重的并发症为主要目的。主要治疗方案如下。

1. 积极控制高血压和减少尿蛋白 不同的患者,其血压的控制目标不同:尿蛋白≥1克/天,血压控制在125/75毫米汞柱;尿蛋白<1克/天,血压控制在130/80毫米汞柱。尿蛋白的治疗目标争取减少至<1克/天。慢性肾炎常有水钠潴留引起的容量依赖性高血压,可用噻嗪类利尿剂,无效时可用袢利尿剂。多年研究证实,ACEI或ARB类除具有降压作用,还有减少尿蛋白和延缓肾功能恶化的作用,是治疗慢性肾炎高血压和减少尿蛋白的首选药物。

2. 限制食物中蛋白及磷入量 肾功能不全氮质血症患者应限制蛋白质及磷的入量,采用优质蛋白饮食或加用必需氨基酸或α-酮酸。

3. 应用抗血小板解聚药 小剂量阿司匹林有抗血小板聚集的作用。

4. 糖皮质激素和细胞毒性药物 此类药物一般不主张应用,但患者肾功能正常或仅轻度损伤、肾体积正常、病理类型较轻、尿蛋白较多,如无禁忌者可试用。

5. 避免加重肾脏损害的原因 感染、劳累、妊娠、肾毒性药物应予以避免。

(二)管理

1. 戒烟限酒 对于有吸烟及饮酒习惯的人需要戒烟限酒。

2. 规律作息 进行适量的有氧体育锻炼以及工作、娱乐活动等方面的指导。

3. 饮食指导

(1)慢性肾炎的饮食治疗原则及要求:①蛋白质:若病程长而肾功能损害尚不严重者,膳食中蛋白质不必严格限制,但每日蛋白质不应超过0.6克/千克;②热量:需要为30～35千卡/(千克·天);③钠盐:钠摄入量取决于水肿程度和有无高血压;④维生素含量应充足。

(2)慢性肾小球肾炎的饮食禁忌:慢性肾小球肾炎需要严格限制食盐、植物蛋白质,以及辛辣刺激性、高嘌呤、高草酸钙、高磷食物。

六 预防

慢性肾小球肾炎的预防与保健是一个综合性的过程,涉及多方面的措施。以下是一些预防和保健建议(图4-1)。

（一）避免过度劳累

过度劳累可能加重肾脏负担,增加患病风险。因此,合理安排工作和休息时间,保证劳逸结合,避免过度熬夜,有助于维护肾脏健康。

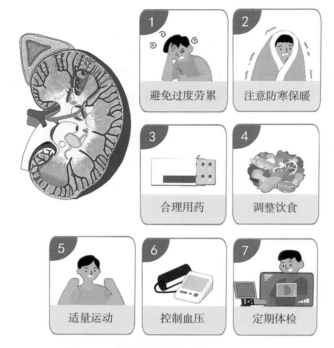

图 4-1　慢性肾小球肾炎的预防与保健

（二）预防感染

感染是慢性肾小球肾炎的诱发因素之一。因此,在日常生活中要注意防寒保暖,避免发生上呼吸道感染等情况,以降低患病概率。

（三）合理用药

一些药物可能对肾脏产生损害,如某些抗生素、镇痛药等。因此,在使用药物时应严格按照医嘱,避免擅自使用对肾脏有害的药物。

（四）调整饮食

合理饮食对预防慢性肾小球肾炎至关重要。应限制高蛋白质、高盐和磷质的摄入,选择优质低蛋白饮食,如瘦肉、鱼、蛋等。同时,避免食用被污染的食物,多摄入绿色有机食品。

（五）适量运动

适度的运动有助于增强体质,提高心肺功能,对肾脏健康也有益处。可以选择散步、太极拳等有氧运动,每周至少进行 3 次,每次持续时间逐渐增加。

（六）控制血压

高血压是慢性肾小球肾炎的重要危险因素。因此，应定期监测血压，如有必要，应在医生指导下使用降压药物，以维持血压在正常范围内。

（七）定期体检

定期体检有助于及时发现肾脏疾病的早期迹象。建议每年至少进行一次肾功能和尿常规检查，以便及时发现问题并采取相应措施。

此外，保持良好的心态也是预防慢性肾小球肾炎的重要因素。避免情绪波动，保持积极乐观的心态，有助于维持身体健康。

预防慢性肾小球肾炎需要从多方面入手，包括避免过度劳累、预防感染、合理用药、调整饮食、适量运动、控制血压、定期体检以及保持良好的心态等。通过综合实施这些措施，可以有效降低患病风险，维护肾脏健康。

七　研究进展

慢性肾小球肾炎是一种涉及肾小球炎症和损伤的疾病，近年来，关于慢性肾小球肾炎的研究和治疗取得了不少进展。以下是一些最新的研究与进展。

首先，在诊断方面，人工智能协助尿沉渣鉴定，可以在短时间内提供综合报告，帮助医生更快速、更准确地诊断慢性肾小球肾炎。这种技术对于早期发现和及时治疗慢性肾小球肾炎具有重要意义。

其次，在治疗方面，新的研究为慢性肾小球肾炎的治疗提供了新的思路。例如，有研究表明，对于 IgA 肾病患者，减量糖皮质激素的治疗可能更为有效。这种治疗方案能够减少肾功能下降的风险，为患者提供更好的治疗效果。此外，强化血压控制也被认为在某些情况下可能有助于减缓肾小球滤过率的下降速度，但具体效果可能因患者情况而异。

再者，随着对慢性肾小球肾炎发病机制的深入研究，一些新的治疗靶点被发现。针对这些靶点，新的药物和治疗方案正在研发中，有望为慢性肾小球肾炎的治疗提供新的选择。

最后，预防与保健在慢性肾小球肾炎的治疗中同样重要。比如，研究发现了慢性肾小球肾炎相关的易感基因，通过基因检测筛选出携带易感基因的人群，可以采取更严格的预防措施，实现精准预防。

需要注意的是，虽然慢性肾小球肾炎的治疗取得了不少进展，但仍然存在许多挑战和未解决的问题。因此，患者和医生需要保持警惕，密切关注病情变化，及时调整治疗方案,以期达到最佳的治疗效果。

综上所述,慢性肾小球肾炎的最新研究与进展涵盖了诊断、治疗等方面。随着科技的不断进步和医学研究的深入,相信未来我们将能够为慢性肾小球肾炎患者提供更为有效、安全的治疗方案。

第二节　肾病综合征

/ 案例分析 /

黄某,20岁。半月前,无明显诱因开始出现双侧足背水肿,呈对称性、凹陷性。病情逐渐蔓延至全身,并伴有胸闷、气促,尿量减少、夜尿次数增多,泡沫尿增加。血压130/88毫米汞柱,神清但精神欠佳,有贫血面容。全身浅表淋巴结未见肿大,颜面部及全身皮下明显水肿。咽部充血,扁桃体不大。双下肺叩音呈浊音,呼吸音消失,可闻及少许湿啰音。腹饱满,腹软,肝、脾触诊不满意,腹部无压痛及反跳痛,未触及包块。双下肢重度水肿。门诊检查显示尿蛋白定性为＋＋＋。

根据患者的临床表现和检查结果,医生诊断为肾病综合征。患者表现出大量蛋白尿、水肿、低蛋白血症和高脂血症等肾病综合征的四大特点。

鉴于患者的年龄和可能的病理类型,医生给予糖皮质激素进行治疗。糖皮质激素是治疗肾病综合征的常用药物,能有效控制炎症反应,减少尿蛋白的排出。

而针对患者的水肿、高血压等症状,医生给予利尿剂以减轻水肿,同时调整患者的饮食,限制钠盐摄入。此外,还给予患者必要的抗感染治疗和免疫调节治疗,以增强患者的免疫力,预防并发症的发生。

经过一段时间的积极治疗,患者的病情得到明显缓解。水肿消退,血压稳定,尿蛋白排出量减少。

在康复期间,医生建议患者继续保持低盐、低脂、优质低蛋白的饮食,避免过度劳累和感染。同时,定期随访,监测肾功能、尿蛋白等指标的变化,以便及时调整治疗方案。

定义

肾病综合征（nephrotic syndrome，NS）是指由多种病因引起的，以肾小球基膜通透性增加伴肾小球滤过率降低等肾小球病变为主的一组综合征。有四大临床特点：大量蛋白尿（超过3.5克/天）、低白蛋白血症（血浆白蛋白＜30克/升）、高脂血症以及水肿。

 病因和风险因素

肾病综合征的病因众多，以下是一些主要的病因和风险因素。

（一）微小病变肾病

这是儿童肾病综合征的最常见原因。

（二）局灶节段性肾小球硬化

此情况可能由另一种疾病、遗传缺陷或某些药物引起，青少年多见。

（三）膜性肾病

这种肾病是球状内增厚膜的结果，它可以继发于其他疾病。

（四）系膜增生性肾小球肾炎

这一病因在青少年中较为常见。

（五）感染

包括细菌感染（如链球菌感染后肾炎、细菌性心内膜炎等）、病毒感染（如乙型肝炎、巨细胞病毒感染等）以及寄生虫感染（如疟疾、弓形虫病等）。感染不仅能直接导致肾脏损伤，还可能通过免疫反应进一步加重肾脏损害。

（六）肿瘤

有些肿瘤，如肺、胃、结肠、乳腺、卵巢、甲状腺肿瘤等，以及白血病和淋巴瘤等，也可能引发肾病综合征。

（七）药物或中毒、过敏

某些药物（如非甾体抗炎药）、中毒因素（如蜂蜇、蛇毒等）以及过敏（如花粉、疫苗、抗毒素等）也可能引起肾病综合征。

（八）代谢性疾病

代谢性疾病如糖尿病、甲状腺疾病等，长期代谢异常会对肾脏造成损害。

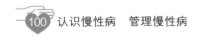

（九）遗传因素

遗传性疾病如先天性肾病综合征、镰状细胞贫血等，遗传因素在肾病综合征的发病中扮演重要角色。

（十）系统性疾病

系统性疾病如系统性红斑狼疮、混合性结缔组织病等，这些全身性疾病可能累及肾脏，导致肾病综合征。

此外，还有一些其他因素可能增加患肾病综合征的风险，如年龄、性别、营养不良等。同时，肾病综合征患者由于抵抗力较低、大量蛋白尿、水肿等原因，容易出现感染、血栓、水钠潴留、恶心、呕吐等并发症，这些并发症会进一步加重病情。

 三　临床表现

肾病综合征的临床表现主要包括四大特点：大量蛋白尿、水肿、低白蛋白血症以及高脂血症。

首先，大量蛋白尿是肾病综合征的一个主要特征，患者每天的蛋白尿排出量超过 3.5 克，这主要是由于肾小球滤过膜受损，导致原尿中蛋白含量增多。以白蛋白为主，但也包含其他血浆蛋白成分。当肾功能受损时，肾小球滤过功能降低，肾小管重吸收功能减弱，使得尿液中出现大量蛋白质，形成蛋白尿。其主要表现为尿液中有大量泡沫，且经久不消。

其次，水肿是肾病综合征患者最引人注意的症状之一。水肿起初可能表现为晨起眼睑、面部和踝部的水肿。随着病情的发展，水肿可逐渐加重并波及全身，包括胸腔积液、腹水、心包积液等。水肿的原因主要是血浆白蛋白水平降低，导致血浆胶体渗透压下降，使得组织间的液体增加。此外，部分患者的水肿可能与肾内的钠、水潴留因素有关。

再者，低白蛋白血症也是肾病综合征的一个显著特点。这主要是由于大量白蛋白随尿液丢失，而肝脏合成白蛋白的代偿作用不足以弥补这种丢失，导致血清白蛋白水平降低。低白蛋白血症的严重程度与尿蛋白的丢失量和肝脏合成白蛋白的能力有关。

最后，高脂血症也是肾病综合征的一个常见问题。高脂血症与低白蛋白血症有关，患者可能出现脂质尿，尿中出现双折光的脂肪体。这可能是由于胆固醇含量上升，或含有胆固醇的上皮细胞或脂肪管型在尿中出现。

除了以上四大特点外，肾病综合征患者还可能出现其他症状，如食欲减退、营养不良、易感染等。需要注意的是,每个患者的具体症状可能因个体差异而有所不同,因此,如果出现上述症状,建议及时就医,以便得到准确的诊断和治疗。

四 诊断

（一）诊断标准

肾病综合征诊断标准（图 4-2）：①尿蛋白＞3.5 克/天；②血浆白蛋白低于 30 克/升；③水肿；④血脂升高。其中①、②两项为必需诊断。

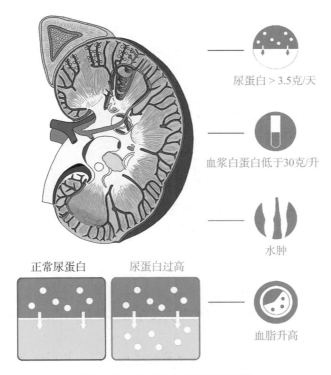

尿蛋白＞3.5克/天

血浆白蛋白低于30克/升

水肿

血脂升高

正常尿蛋白　　尿蛋白过高

图 4-2　肾病综合征的诊断标准

诊断包括 3 个方面：①确诊肾病综合征；②确认病因：除外继发性病因和遗传性疾病,最好进行肾活检,做出病理诊断；③判定有无并发症。

（二）常规检查项目

血压测量、尿常规、血常规、生化常规（血胆固醇、血甘油三酯、肾功能、血尿酸、血电解质、低密度脂蛋白胆固醇与高密度脂蛋白胆固醇）,主要是为了评估病

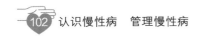

情严重程度。

（三）推荐检查项目

必要时进行肾活检病理检查。这些检查有助于明确诊断、评估病情、制订治疗方案以及监测疗效，对于肾病综合征患者的治疗和预后具有重要意义。建议患者在医生的指导下进行相关检查，以便得到准确的诊断和治疗。

 五　治疗与管理

（一）一般治疗

1. 休息与活动安排　凡严重水肿、低蛋白血症患者需卧床休息，可增加肾血流量，但应保持适度床上或床旁运动，防止形成血栓。水肿消失、一般情况好转后，可起床活动。

2. 饮食治疗　水肿时应低盐（＜3克/天）饮食。给予正常量0.8～1.0克/（千克·天）的优质蛋白饮食。为减轻高脂血症，多吃富含多聚不饱和脂肪酸及富含可溶性纤维的饮食。

（二）对症治疗

1. 利尿消肿　肾病综合征患者利尿治疗的原则是不宜过猛过快，以免造成血容量不足、加重血液高黏倾向，诱发血栓、栓塞并发症。

2. 噻嗪类利尿剂　通过抑制钠、氯的重吸收，增加钾的排泄而利尿，常用氢氯噻嗪等。

3. 保钾利尿剂　排钠、排氯、保钾，适用于低钾血症患者。常用氨苯蝶啶，螺内酯等，肾功能不全患者慎用。

4. 祥利尿剂　对钠、氯、钾的重吸收具有强力的抑制作用。常用呋塞米等，分次口服或静脉注射。

5. 渗透性利尿剂　一过性提高血浆胶体渗透压。常用不含钠的右旋糖酐或淀粉代血浆静脉点滴，隔日一次。

6. 提高血浆胶体渗透压　血浆或白蛋白等静脉输注均可提高血浆胶体渗透压，促进组织中水分回收并利尿。对严重低蛋白血症、高度水肿而又少尿的肾病综合征患者，在必须利尿的情况下可考虑使用，但避免过频过多，心力衰竭患者慎用。

（三）减少蛋白尿

血管紧张素转化酶抑制剂（ACEI）或血管紧张素Ⅱ受体阻滞剂（ARB）除可

有效控制高血压,还可以减少尿蛋白的作用。

（四）降脂治疗

高脂血症会促进肾小球硬化,有增加心血管并发症的可能性,冠心病一级预防队列研究表明,降脂后冠脉疾病的发生率下降。他汀类药物是肾病综合征降脂治疗中比较安全、合理的一类药物。

（五）抑制免疫与炎症反应

1. 糖皮质激素　通过抑制炎症免疫反应、抑制醛固酮和抗利尿激素分泌、影响肾小球基底膜通透性等综合作用而发挥利尿作用。使用原则和方案:①起始足量:常用药物泼尼松 1 毫克/(千克·天),口服 8 周,必要时可延长至 12 周;②缓慢减药:足量治疗后每 2～3 周减原用量的 10%;③长期维持:以最小有效剂量(10 毫克/天)再维持半年左右。

2. 其他常用的药物　细胞毒性药物、环孢素、吗替麦考酚酯等。

（六）生活管理

生活方式调整对于肾病综合征的管理至关重要。患者需要保持低盐、低脂、优质低蛋白的饮食,限制胆固醇摄入,并避免食用腌制食物和刺激性食品。同时,患者应根据自身情况适量运动,如散步、打太极拳等,以增强心肺耐力,改善身体状况。但需注意,运动应适可而止,避免过度劳累。

此外,并发症的预防也是肾病综合征管理的重要一环。由于肾病综合征患者可能出现血栓、感染等并发症,需要给予抗凝治疗和抗血小板治疗,并注意个人卫生和保暖,预防感冒和肺部感染。

心理支持同样不可忽视。肾病综合征是一种长期疾病,可能给患者带来心理压力和焦虑。因此,医护人员和家属应给予患者足够的关心和支持,帮助他们树立战胜疾病的信心,积极面对治疗。

在治疗与管理过程中,患者应定期复诊,与医生保持密切沟通,及时调整治疗方案。同时,患者也应学会自我监测和管理,如每日称体重、记录尿量、监测血压等,以便及时了解病情变化,为治疗提供依据。

总之,肾病综合征的治疗与管理需要患者、医护人员和家属共同努力,通过综合性的措施来控制病情、缓解症状、预防并发症,提高患者的生活质量。

 六　预防

肾病综合征的预防和保健是一个综合性的过程,涉及饮食、运动、个人卫生、

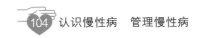

心理调适等多个方面。以下是一些具体的建议。

（一）饮食方面

保证热量摄入，同时控制蛋白质摄入在每日 2 克/千克体重左右，避免过多摄入。在水肿或高血压时，应短期限制盐的摄入。限制动物脂肪和富含胆固醇的食物，如动物内脏和蛋黄，多食用蔬菜、豆类等富含可溶性纤维的食物。若有微量元素缺失，如铜、锌、铁等，可通过正常饮食进行补充。

（二）皮肤护理

保持皮肤清洁、干燥，避免擦伤和受压，定时翻身。使用松软的被褥，水肿部位可用棉垫或吊带托起，皮肤破损处应覆盖消毒敷料以防感染。

（三）运动与休息

适当的体育运动，如散步、打太极拳等，有助于疾病的恢复，但应注意锻炼时间，避免在中午或阳光强烈时运动。严重水肿和高血压时需卧床休息，但也要保持适度的床上及床旁活动，以防形成血栓。水肿消退、症状缓解后可逐步增加活动，但若有尿蛋白增加，则应减少活动。

（四）个人卫生

衣物要勤洗勤换，以宽松、绵软为宜，常洗澡，以清洁皮肤，预防疾病复发或加重。注意防蚊、蝇等夏季昆虫，以防其叮咬使皮肤感染。

（五）心理调适

情志不舒常常是病情反复、血压波动的重要原因，因此保持心情愉快，避免情绪波动，对疾病的控制非常重要。

七　研究进展

肾病综合征的最新研究与进展涉及多个方面，包括新的治疗方法、药物研发以及疾病管理的改进等。

在治疗方法上，除了传统的激素治疗和免疫抑制剂治疗外，新型生物制剂治疗逐渐受到关注。这些生物制剂具有高度特异性的免疫抑制作用，能够更有效地控制疾病的进展。同时，抗凝治疗和降脂治疗也成为肾病综合征综合治疗的重要组成部分，有助于预防血栓形成和降低蛋白尿的发生概率。

在药物研发方面，研究者们正在积极寻找能够调节免疫应答、减少蛋白尿的新药物。这些药物可能通过不同的机制来发挥治疗作用，为肾病综合征患者提供更多的治疗选择。

此外,肾病综合征的疾病管理也得到了不断改进。医生们更加关注患者的个体化治疗,根据患者的具体情况制订精准的治疗方案。同时,也更注重患者的康复和随访,以便及时发现并处理可能出现的问题。

值得一提的是,全球肾病治疗领域也在不断探索新的突破。这些突破可能涉及新的治疗理念、技术手段或药物研发等方面,为肾病综合征的治疗带来更多的希望和可能。

总之,肾病综合征的最新研究与进展为疾病的治疗和管理提供了更多的选择和手段。然而,这些进展仍需要进一步的临床验证和广泛应用,才能真正造福于广大肾病综合征患者。因此,患者应保持积极的心态,配合医生的治疗建议,以期获得更好的治疗效果和生活质量。

第三节　慢性肾盂肾炎

/ 案例分析 /

林女士,42 岁,长期存在反复发作的尿路感染症状,如尿频、尿急、尿痛等,同时伴随腰部酸痛和低热。近一年来,患者发现面部和下肢时有水肿现象。经过 B 超检查,结果显示双肾有少量积液。此外,患者还可能出现乏力、食欲不振等全身症状。

结合患者的病史、症状和检查结果,初步诊断为慢性肾盂肾炎。慢性肾盂肾炎是由于细菌感染引起的肾脏炎症,因治疗不彻底或反复发作,炎症逐渐转为慢性,对肾脏造成持续性的损害。

在了解患者尿路感染的发作频率、症状严重程度以及治疗情况后,医生随即检查患者的体温、脉搏、呼吸、血压等生命体征,同时发现患者有腰部压痛、肾区叩击痛等体征。

随后医生开具了尿常规、血常规、肾功能等实验室检查,以了解患者的尿液成分、感染情况以及肾功能状态。同时,进行尿培养以明确致病菌种类。通过 B 超、CT 等影像学检查,观察肾脏的形态、大小和结构变化,以进一步明确诊断。

根据患者的具体病情和实验室检查结果，医生为患者制订个性化的治疗方案。首先使用敏感抗生素进行抗感染治疗，以消除尿路内的病原体。其次，根据患者的肾功能情况，调整药物剂量和用药方式。

同时建议患者保持规律的作息，避免过度劳累；增加水的摄入，以促进尿液排出和冲刷尿路；调整饮食结构，减少盐和高蛋白食物的摄入，以减轻肾脏负担。

在经历一系列的治疗过后，患者的病情得到了控制，感染相关的情况也明显好转。

通过以上分析和诊治过程，我们对慢性肾盂肾炎有了一个初步的了解。在实际临床工作中，医生还需根据患者的具体情况进行个体化的诊断和治疗，以确保患者得到最佳的治疗效果。

 定义

肾盂肾炎（pyelonephritis）是指发生于肾脏和肾盂的炎症，多由细菌感染引起，按病程分为急性和慢性肾盂肾炎。一般认为，慢性肾盂肾炎是指病程超过半年或 1 年的肾盂肾炎。由于慢性肾盂肾炎通常与易感因素有关，如糖尿病、发育畸形、结石、肿瘤等，其发病率可能受到这些因素的影响。此外，个人卫生习惯、居住环境、医疗条件等因素也可能对慢性肾盂肾炎的发病率产生影响。

 病因和风险因素

慢性肾盂肾炎的病因和危险因素如下。

（一）病因

1. 细菌感染　这是慢性肾盂肾炎最常见的感染方式。细菌，特别是大肠埃希菌，经由尿道进入膀胱、肾脏，导致感染。此外，变形杆菌、凝固酶阳性葡萄球菌、金黄色葡萄球菌、肠球菌等也可能引起感染（图 4-3）。

2. 尿路梗阻　当出现尿路梗阻现象时，尿液流通不畅，浓度增加，容易滋生细菌。这些细菌可能进入肾脏，从而引发慢性梗阻性的肾盂肾炎。尿路狭窄、膀胱颈狭窄或者尿路结石等梗阻因素都可能导致尿液排出受阻，进而引发此病。

3. 尿路畸形　先天性或后天性的泌尿系统结构异常，如马蹄肾、重复肾、异

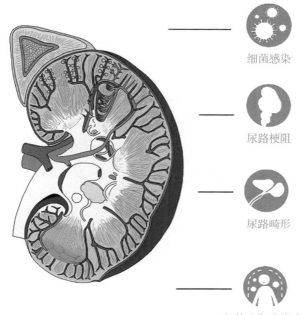

细菌感染

尿路梗阻

尿路畸形

机体防御功能减退

图 4-3 慢性肾盂肾炎的病因

位输尿管口等,可能导致尿路引流不畅,容易引发尿路感染,进而诱发慢性肾盂肾炎。

4. 机体防御功能减退 在机体防御功能减退的情况下,如营养不良、免疫缺陷、长期使用免疫抑制剂或激素,以及全身营养不良等,细菌会大量繁殖并侵入组织而引发炎症反应。

(二)危险因素

1. 高龄 老年女性由于卵巢功能衰退,雌激素水平降低,盆腔组织的张力减退,排尿自控机制发生障碍,容易感染泌尿系统的炎症,进而诱发慢性肾盂肾炎。

2. 基础疾病 患有糖尿病、高血压等慢性疾病的患者,其血糖、血压波动较大,也可能会诱发慢性肾盂肾炎。此外,有慢性肾脏病史的人群,也会增加患慢性肾盂肾炎的概率。

3. 压迫因素 妊娠期的女性由于子宫逐渐增大,可能会压迫输尿管,同时孕酮水平增高导致输尿管平滑肌松弛,尿液排出不畅,从而容易引发尿路梗阻和慢性肾盂肾炎。

临床表现

（一）反复发作型

患者可能反复出现尿路刺激症状，如尿频、尿急、尿痛等，并伴有低热和肾区钝痛。

（二）长期低热型

这类患者主要表现为长期低热，可能伴有头晕、乏力、体重减轻等症状，但通常无明显的尿路刺激症状。

（三）血尿型

少数患者可能出现反复发作性血尿，尿液通常为红色且浑浊，同时可能伴有腰部疼痛的症状。

（四）无症状菌尿

这类患者既无全身症状，又无尿路刺激症状，但尿液检查中会发现少量的白细胞。这种情况多见于妊娠期的女性。

（五）高血压型

这类患者主要表现为头晕、头痛、乏力等高血压症状。

除了上述症状，慢性肾盂肾炎还可能引起一些其他症状，如腰部不适、夜尿增多等。此外，患者可能还会出现食欲不振、恶心、呕吐等全身症状。

诊断

（一）尿路感染

典型的尿路感染有尿路刺激征（尿频、尿急、尿痛）、感染中毒症状、腰部不适等，结合尿液改变和尿液细胞学检查进行诊断。

（二）慢性肾盂肾炎

除反复发作的尿路感染病史外，尚需结合影像学和肾功能检查。

（1）肾外形凹凸不平，且双肾大小不等。

（2）静脉肾盂造影可见肾盂肾盏变形、缩窄等。

（3）持续性肾小管功能损害。

具备上述第 1、2 条任何一项再加第 3 条可诊断慢性肾盂肾炎。

 五 治疗与管理

（一）治疗

1. 一般治疗　患者应注意休息，避免过度劳累，同时保持良好的饮食习惯，增加水的摄入，促进新陈代谢。

2. 抗感染治疗　这是治疗慢性肾盂肾炎的重要部分，需要根据患者的具体病情和细菌培养结果，选用敏感且肾毒性较小的抗生素进行治疗。治疗过程需要遵循医生的指导，确保药物的正确使用和剂量控制。

3. 手术治疗　对于存在尿路梗阻、结石、肿瘤等原发病的患者，可能需要进行手术治疗，以消除病因，防止病情恶化。手术方法包括尿路结石摘除术等。

（二）管理

1. 定期复查　慢性肾盂肾炎患者需要定期进行尿液检查、肾功能检查以及影像学检查，以评估治疗效果和病情进展。

2. 生活方式调整　患者应保持健康的生活方式，包括合理饮食、规律作息、适度运动等，以增强身体免疫力，减少感染的风险。

3. 心理支持　慢性肾盂肾炎可能会对患者的心理产生一定的影响，因此提供心理支持和疏导也是管理的重要部分。

 六 预防

（一）保持清洁卫生

经常清洁外阴部和尿道口，勤换内裤，特别是在妊娠期或月经期等身体免疫力降低的时候，更应注意清洁卫生，以预防细菌感染。

（二）充足饮水

多喝水有助于产生足量尿液，尿液可以冲刷尿道，避免细菌在尿路繁殖，并有助于排出细菌、毒素和炎症分泌物。

（三）积极治疗原发疾病

如果存在泌尿系统方面的疾病，如结石或前列腺肥大等，应积极治疗，以消除尿路梗阻和尿流不畅等问题。

（四）调整生活方式

保持规律作息，保证充足睡眠，避免过度劳累，以增强免疫力，降低肾脏负担，促进病情恢复，睡前排空膀胱，养成不憋尿的习惯。

（五）合理饮食

饮食应清淡，多摄入新鲜蔬菜和水果，如芹菜、苹果等，以补充维生素 C，提高机体免疫力。

（六）适度运动

适当进行游泳、慢跑等有氧运动，但要注意运动强度不宜过大。运动能促进血液循环，改善尿路功能，降低发生尿路梗阻的风险，从而预防细菌上行感染至肾脏。

（七）遵医嘱用药

患者必须严格按照医生的处方使用抗生素，不可随意更改药物种类或停药时间。未经专业医生指导擅自改变用药方案可能导致耐药菌株或治疗失败。

（八）定期复查

患者应按照医嘱定期到医院复查，监测病情变化及肾脏功能指标，以便及时调整治疗方案。

（九）其他

除了上述措施，患者还应注意避免自行使用尿路器械，如需使用应严格无菌操作。对于反复发作的肾盂肾炎，可以考虑每晚服用一定剂量的抗菌药进行预防。此外，如果已合并高血压，应严格控制血压，以防止肾功能进一步恶化。

总的来说，慢性肾盂肾炎的预防和保健是一个综合性的过程，需要患者在日常生活中多加注意，并积极配合完成医生的治疗和管理方案。通过这些措施的实施，可以有效地降低慢性肾盂肾炎的发病率和复发率，提高患者的生活质量。

七　研究进展

在发病机制方面，现代研究已经深入探讨了慢性肾盂肾炎的发病过程。这种疾病通常是由细菌感染引起的，其中大肠埃希菌是最常见的致病菌。细菌感染导致肾实质及肾盂肾盏系统受到侵袭，引发局部的免疫损伤，进而发展为慢性炎症。此外，随着研究的深入，人们逐渐认识到遗传因素、免疫状态，以及尿路解剖结构异常等因素在慢性肾盂肾炎发病中的重要作用。

在诊断方法方面,传统的尿常规检查和尿细菌学培养仍然是诊断慢性肾盂肾炎的重要手段。不过,随着医学技术的进步,影像学检查如超声、CT和MRI等已经成为辅助诊断的重要工具。这些检查方法不仅可以观察肾脏的形态和结构变化,还可以评估肾的功能状态,为慢性肾盂肾炎的诊断提供更为全面的信息。

在治疗策略方面,针对慢性肾盂肾炎的治疗已经取得了显著的进展。传统的抗菌药物治疗仍然是主要的治疗方法,但随着新型抗菌药物的出现,治疗效果得到了进一步提升。此外,免疫疗法、基因疗法等新型治疗手段也在研究中,为慢性肾盂肾炎的治疗提供了新的可能性。同时,中医在慢性肾盂肾炎的治疗中也发挥着重要作用,其独特的理论体系和治疗方法为患者提供了更多的选择。

在预防保健方面,人们已经认识到预防慢性肾盂肾炎的重要性。通过保持良好的生活习惯、合理饮食、适度运动以及避免尿路感染等措施,可以降低慢性肾盂肾炎的发病风险。此外,对于已经患病的患者,定期的随访和监测也是预防复发和并发症的重要手段。

总的来说,慢性肾盂肾炎的最新研究与进展为我们提供了更为深入的认识和理解这种疾病的机会。随着医学技术的不断进步和研究的深入,相信未来我们将能够找到更为有效的治疗方法和预防措施,为患者带来更好的生活质量和健康保障。

第四节　泌尿系统结石

/ 案例分析 /

张先生,45岁,因腰部钝痛和间歇性血尿来院就诊。张先生自诉近期工作繁忙,饮水较少,且饮食偏咸。

经初步检查,张先生的尿液中红细胞计数偏高,B超显示右肾存在一枚中等大小的结石。综合患者的生活习惯和临床表现,医生初步诊断为右侧肾结石。

医生先详细询问了张先生的病史和症状,并进行了全面的体格检查。考虑到张先生的症状和检查结果,医生初步判断其患有泌尿系统结石。

为了更准确地诊断结石的大小、位置和数量,医生为张先生安排了进一步的辅助检查,包括尿常规、血液生化检查、B超和X线平片。这些检查有助于医生全面了解结石的情况,为制订治疗方案提供依据。

根据辅助检查结果,医生发现张先生的肾结石直径约为1厘米,且位于肾脏下极。考虑到结石的大小和位置,医生建议采用体外冲击波碎石术进行治疗。同时,医生还向张先生解释了治疗方案的原理、预期效果和可能的风险,并得到了张先生的同意。

在体外冲击波碎石术前,医生为张先生进行了必要的准备工作,如静脉输液、镇痛等。手术过程中,医生利用高能冲击波聚焦在结石上,将其击碎成小块,以便随尿液排出体外。手术过程顺利,张先生术后恢复良好。

术后,医生为张先生制订了详细的康复计划,包括饮食调整、增加饮水、适度运动等。同时,医生还安排了定期的随访计划,以便及时了解张先生的康复情况,预防结石的复发。

通过这个案例,我们可以看到泌尿系统结石的诊疗过程包括初步评估、辅助检查、制订治疗方案、治疗过程和术后康复与随访等多个环节。

医生需要根据患者的具体情况制订个性化的治疗方案,以达到最佳的治疗效果。同时,患者也需要积极配合医生的治疗和康复计划,以促进疾病的康复和预防复发。

一　定义

泌尿系统结石,是指在泌尿系统内因尿液浓缩沉淀形成颗粒或成块样聚集物,包括肾结石、输尿管结石、膀胱结石和尿道结石。这些结石的形成与多种因素相关,如尿液浓缩、代谢紊乱、解剖结构异常、药物影响以及饮食习惯等。临床上,泌尿系结石患者常表现为突然发生的剧烈腰痛,尿频、尿急、尿痛、尿色混浊,甚至尿中有血或砂石。

泌尿系统结石的发病率近年来有上升趋势,且好发于青壮年。男性患者多于女性,可能与性别差异导致的生理特点有关。此外,职业、地理环境和气候、饮食和营养等因素也被认为与泌尿系统结石的发病率有关。例如,高温作业的人发病率较高;山区、沙漠、热带、亚热带地区的发病率也较高,可能与饮食习惯、温度、湿度等环境因素有关；饮食中动物蛋白、精制糖增多，纤维素减少，以及水分摄入量不足等饮食习惯也被认为与结石形成有关。

 病因和风险因素

（一）代谢异常

尿液中的某些成分，如草酸盐、钙、尿酸等，可能由于代谢异常而过度积累，从而形成结石。例如，高钙血症、高草酸尿症和高尿酸尿症等代谢失衡状态都可能导致结石的形成。此外，甲状旁腺功能亢进导致钙磷代谢失衡也是结石的易发因素。

（二）饮食因素

饮食习惯对泌尿系结石的形成具有重要影响。长期摄入高嘌呤、高草酸和高钙的食物，以及饮水量不足，都可能导致尿液中结石成分的增加和尿液浓缩，进而促进结石的形成。因此，建议日常饮食应以清淡食物为主，避免辛辣刺激性食物，并增加水的摄入量。

（三）局部病因

尿路梗阻、感染和异物是泌尿系结石形成的主要局部因素。尿路梗阻可能导致尿液无法正常排出，从而在尿路中滞留并引发感染。感染又可以进一步促进结石的形成。此外，尿路中的异物，如结石碎片等，也可能作为结石形成的核心。

（四）药物因素

长期服用某些药物，如导致尿液浓度增高的药物，可能因溶解度降低而诱发泌尿系结石。因此，在使用这些药物时，应密切关注可能的不良反应，并在医生的指导下合理使用。

（五）身体因素

肾脏疾病、尿路狭窄、前列腺增生等因素也可能导致泌尿系统结石的形成。这些疾病可能影响尿液的正常排出和尿液成分的平衡，从而增加结石形成的风险。

对于已经患有泌尿系统结石的患者，应在医生的指导下进行针对性治疗，并注意调整饮食和生活习惯，以降低结石复发的风险。同时，定期进行体检和尿液检查也是早期发现和治疗泌尿系结石的重要手段。

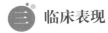

三 临床表现

泌尿系统结石的临床表现包括：疼痛、血尿及伴随症状等（图4-4）。

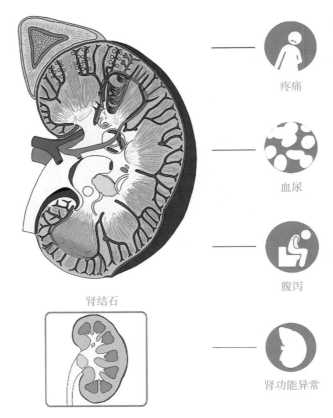

肾结石

疼痛

血尿

腹泻

肾功能异常

图4-4　泌尿系统结石的临床表现

（一）疼痛

腰部或腹部疼痛是泌尿系统结石最常见的症状。疼痛可能表现为阵发性发作，疼痛程度剧烈，难以耐受，往往需要急症处理。较大的结石在肾盂或肾盏内可能压迫、摩擦或引起积水，导致患侧腰部钝痛或隐痛，这种疼痛常在活动后加重。较小的结石在肾盂或输尿管内移动和刺激，可能引发平滑肌痉挛，出现绞痛，这种绞痛常突然发生，疼痛剧烈，并沿患侧输尿管向下腹部、外阴部和大腿内侧放射。

（二）血尿

由于结石直接损伤肾和输尿管的黏膜,血尿是泌尿系统结石的常见症状。血尿可能呈淡红色或深红色,其严重程度与损伤程度有关。

（三）伴随症状

疼痛的同时,患者可能出现恶心、呕吐、腹泻等消化系统症状。严重的尿路梗阻可能导致尿潴留,即尿液无法排出。部分患者还可能出现发热、寒战甚至感染性休克等感染相关症状。

（四）肾功能异常

长时间的梗阻可能会导致肾功能异常,表现为乏力、食欲不振等症状。

 诊断

（一）临床表现

1. 症状　典型的泌尿系统结石症状包括腰部或腹部的疼痛、血尿、排尿困难等。疼痛可能表现为阵发性发作,有时伴有恶心、呕吐等消化道症状。

2. 体征　如触诊肾区是否有叩击痛,以及检查前尿道是否有结石等。

（二）辅助检查

1. 尿液分析　检查尿液中是否存在红细胞、白细胞等,有助于初步判断是否存在结石或感染。

2. 影像学检查　如 B 超、X 线、CT 等,能够直接观察结石的位置、大小、形状等,是确诊泌尿系统结石的重要手段。

 治疗与管理

（一）治疗

1. 药物治疗　对于较小的结石,或者结石成分易于溶解的情况,可以采用药物治疗。常用的药物包括肾石通冲剂、排石颗粒和枸橼酸钠等。这些药物能够促进结石的溶解、排出,或者预防结石的形成。

2. 体外冲击波碎石　对于中等大小的结石,体外冲击波碎石是一种有效的治疗方法。它利用高能冲击波聚焦在结石上,将其破碎成小碎片,随后随尿液排出体外。

3. 手术治疗　对于较大的结石或复杂的结石,可能需要采用手术治疗。手术方法包括输尿管硬镜及软镜碎石术、经皮肾镜取石术等。这些手术方法通过细小的手术器械或内镜进入体内,对结石进行破碎或取出。

（二）管理

1. 调整生活习惯 保持足够的水分摄入,建议每天饮用 2 500～3 000 毫升水,特别是在炎热的天气或活动量增加时。避免长时间憋尿,及时排尿有助于减少结石的形成。

2. 饮食控制 控制盐和蛋白质的摄入,以减少尿液中钙和其他矿物质。适量增加膳食纤维摄入,可以降低尿液中的钙、尿酸和草酸的浓度。同时,限制草酸饮食,避免过多摄入含草酸的食物,如芹菜、菠菜等。

3. 定期随访 定期进行尿常规、泌尿系统彩超、腹部 CT 等检查,以监测结石的大小和位置。如果结石过大,应及时采取相应的治疗措施。

 六 预防

（一）生活习惯调整

1. 增加水分摄入 多喝水是预防泌尿系统结石的重要措施。保持足够的水分摄入能够稀释尿液,降低尿液中尿酸、草酸等浓度,从而降低结石形成的风险。通常建议每天饮用足够的水,保持尿量在 2 升以上。

2. 规律排尿 避免长时间憋尿,及时排尿有助于清除尿液中的结石成分,减少结石形成的机会。

3. 适当运动 适当的运动可以促进身体新陈代谢,有利于结石的排出和预防。但应循序渐进,以免对身体造成负担。

（二）饮食调整

1. 均衡饮食 保持饮食的均衡和多样性,摄入足够的营养,有助于预防结石形成。

2. 限制盐摄入 过多的盐摄入会增加尿液中钙的排泄,从而增加结石的风险。因此,应减少高盐食物的摄入。

3. 控制蛋白质摄入 适量摄入蛋白质,避免过量,以减少尿液中钙、尿酸等结石成分的排泄。

4. 增加纤维素摄入 增加米糠等含纤维素食物的摄入,有助于预防结石形成。

（三）定期体检

定期进行体检,特别是尿常规和泌尿系统超声检查,有助于及时发现并处理结石,防止其进一步发展和引发并发症。

（四）及时治疗

对于已经患有泌尿系统结石的患者,应及时就医,接受专业治疗。对于患有尿道炎或膀胱炎等泌尿系统疾病的患者,也要及时进行治疗,以减少结石疾病的发生。

此外,保持良好的心态,避免过度焦虑和压力,也有助于预防泌尿系统结石。

七　研究与进展

泌尿系统结石的最新研究与进展涉及多个方面,包括诊断技术、治疗方法和预防策略。

在诊断技术方面,随着影像学技术的不断发展,医生能够更准确地定位和评估结石的大小、形状和位置。例如,高分辨率超声、CT扫描和MRI等技术为泌尿系结石的诊断提供了更精确的工具。这些技术不仅提高了诊断的准确性,还有助于医生制订更合适的治疗方案。

在治疗方法上,近年来取得了显著的进展。传统的手术治疗逐渐被微创和无创技术所取代。例如,体外冲击波碎石术已成为治疗泌尿系统结石的首选方法之一。它利用高能冲击波将结石粉碎成小块,随尿液排出体外。此外,输尿管镜碎石术和经皮肾镜取石术等微创技术也在临床上得到广泛应用。这些技术具有创伤小、恢复快、并发症少等优点,大大提高了患者的生活质量。

在预防策略方面,最新的研究强调了个体化和综合性的预防方法。医生会根据患者的具体情况,制订个性化的预防方案,包括调整饮食、增加运动、控制体重等。此外,药物预防也在不断探索中,一些新型药物如α-肾上腺素能受体阻滞剂等已被证实对预防泌尿系统结石的复发具有积极作用。

总的来说,泌尿系统结石的最新研究与进展为疾病的诊断和治疗提供了更有效的方法和工具。随着医学技术的不断发展,我们仍需要不断探索和创新,以进一步提高泌尿系统结石的诊疗水平,为患者带来更好的治疗效果和生活质量。

第五节 慢性肾衰竭

/ 案例分析 /

患者为一名中年男性,长期患有高血压和糖尿病,近期出现乏力、食欲不振、夜尿增多等症状。检查结果显示,血肌酐升高,尿素氮升高,肾小球滤过率降低,医生诊断为慢性肾衰竭。

该患者慢性肾衰竭的主要原因可能是长期高血压和糖尿病未得到有效控制,导致肾脏结构和功能受损。高血压和糖尿病是慢性肾衰竭最常见的病因,它们通过不同的机制对肾脏造成损害,最终导致肾功能下降。

医生首先对患者的病情进行了全面评估,包括了解病史、症状、体征以及实验室检查结果。其次,医生询问了患者的生活习惯和用药情况,以便为后续治疗提供参考。

针对患者的高血压和糖尿病,医生开具了相应的降压药物和降糖药物,以控制病情进展。同时,建议患者改善生活方式,如低盐饮食、适量运动等。

为了延缓肾脏功能的进一步下降,医生给患者开具了一些保护肾脏的药物,如 ACEI 或 ARB 类药物。这些药物能够降低血压、减少尿蛋白,从而减轻肾脏负担。

针对患者出现的贫血、酸中毒等并发症,医生进行了相应的治疗。如使用促红细胞生成素治疗贫血,使用碳酸氢钠纠正酸中毒等。

考虑到患者可能出现营养不良的情况,医生建议患者采用优质低蛋白饮食,并补充必要的维生素和矿物质。

随着病情的进展,患者的肾功能可能会进一步下降。医生向患者解释了透析治疗的必要性,并为其制订了透析计划。同时,医生还告知了患者关于肾移植的相关信息,以便在必要时考虑。

慢性肾衰竭是一种严重的肾脏疾病,需要综合治疗和管理。在本案例中,医生通过全面评估患者的病情,制订了个性化的治疗方案,包括病因治疗、肾脏保护治疗、并发症治疗以及营养支持等。同时,医生还关注了患者的心理和生活质量,为其提供了全方位的关怀和支持。通过综合治疗和管理,患者的病情得到了有效控制,生活质量得到了提高。

 定义

慢性肾衰竭(chronic renal failure,CRF)是指慢性肾脏病引起的肾小球滤过率下降及与此相关的代谢紊乱和临床症状组成的综合征。这一疾病在临床上的主要表现为代谢产物潴留、水电解质及酸碱平衡失调,并伴随全身各系统的受累。近年来,随着人口老龄化的加剧以及高血压、糖尿病等慢性疾病患者人数的不断增加,慢性肾衰竭的发病率正在逐年上升。

 病因和风险因素

(一)病因

慢性肾衰竭的病因包括慢性肾小球肾炎、间质性肾炎等肾脏疾病及其他基础疾病(图4-5)。

1. 慢性肾小球肾炎 病情发展恶化到晚期是最常见的慢性肾衰竭病因。

2. 间质性肾炎 间质性肾炎主要累及肾间质和肾小管,其病因复杂,如细菌、病毒、真菌、疟原虫等侵袭肾间质和肾小管,以及药物过敏和自身免疫性疾患等,都可能导致间质性肾炎,进而发展为慢性肾衰竭。

3. 高血压动脉硬化 此病先损害肾小管而后损害肾小球,导致肾功能逐渐下降。

4. 继发性代谢性疾病 如糖尿病、痛风性肾病、淀粉样变性等也可能引发慢性肾衰竭。

(二)风险因素

1. 不可变因素 包括家族史、种族、年龄、性别、先天性肾病等。这些因素可能在个体中增加慢性肾衰竭的风险,但通常无法改变。

2. 可变因素 这些是可以通过生活方式调整或医疗干预进行控制的因素,包括糖尿病、高血压、蛋白尿、自身免疫疾病、动脉粥样硬化、感染、摄入肾毒性药物、尿毒症毒素、高凝状态、高脂血症、肾小管间质病、贫血、吸烟、肥胖、

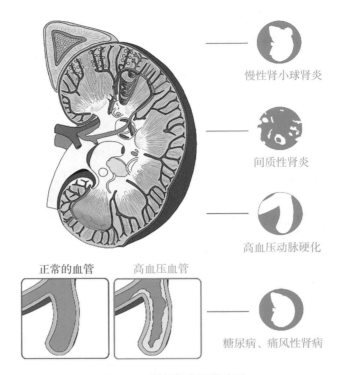

图4-5　慢性肾衰竭的病因

肾后梗阻、营养不良等。控制这些因素对于预防或延缓慢性肾衰竭的发生具有重要意义。

除了上述主要病因和风险因素外,慢性肾衰竭还可能与其他因素如严重感染、高钙血症、肝衰竭、心力衰竭等有关。因此,在日常生活中,人们应尽量避免接触各种可变因素,以保护好自己的肾脏健康。如有疑虑或症状,建议及时就医并接受专业治疗。

 临床表现

慢性肾衰竭是发生于各种慢性肾脏疾病终末期的一种临床综合征,其临床表现多种多样,依据肾功能的受损程度,症状轻重不一。以下是一些主要的临床表现。

(一)消化系统症状

如厌食、恶心、呕吐、腹胀和上消化道出血等。这些症状是慢性肾衰竭患者最早出现和最常见的表现。

（二）血液系统症状

如贫血、出血倾向（皮肤瘀斑、鼻衄等）、白细胞减少、脸色苍白和浑身无力等。这些症状与肾功能下降程度密切相关。

（三）心血管系统症状

如高血压、动脉粥样硬化、心功能衰竭等。这是肾衰竭死亡的常见原因。

（四）神经系统症状

早期表现为失眠、注意力不集中、浑身乏力等，随着病情加重，可能出现头痛、惊厥、抑郁、躁狂等症状，甚至可能发展为尿毒症脑病。

（五）水电解质和酸碱平衡紊乱

慢性肾衰竭患者易出现水肿、肾前性缺血、酸中毒和高钾血症等，这是因为肾脏排泄功能较差，无法有效调节电解质和酸碱平衡。

（六）呼吸系统症状

如库斯莫尔呼吸、尿毒症肺炎，以及抵抗力较低患者的肺部感染等。

（七）皮肤表现

如皮肤瘙痒、皮肤白霜（称为尿素霜）等，是由钙磷代谢紊乱、异位钙化等引起的。

 四 诊断

（一）病史与临床表现

1. 长期存在的慢性肾脏疾病史　如血尿、蛋白尿等，持续时间超过 3 个月。

2. 临床症状　如食欲下降、恶心呕吐、水肿、高血压、贫血、代谢性酸中毒等。

（二）实验室检查

1. 肾功能　肾小球滤过率降低，通常为 10～20 毫升/分钟。血肌酐明显升高，达到 451～707 微摩尔/升。

2. 电解质　电解质代谢紊乱，如高钾、低钠等。

3. 尿常规　可能出现血尿、蛋白尿等异常。

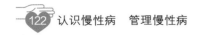

（三）影像学检查

肾脏彩超可能显示肾脏缩小，且肾脏体积大小与肾衰竭的严重程度成正比。

符合上述标准，尤其是当临床表现、实验室检查及影像学检查相互印证时，可以诊断为慢性肾衰竭。

 治疗与管理

（一）治疗方面

1. 药物治疗

（1）使用降压药物控制高血压，减少肾脏进一步损害。

（2）应用药物纠正贫血、降低血糖和血脂，以改善肾脏功能和全身状况。

（3）口服一些保护肾脏的中成药或西药，以改善肾脏的代谢功能。

2. 饮食治疗

（1）保证热量充足，遵循优质低蛋白、低盐、低脂的饮食原则。

（2）优质蛋白主要来源于动物性食物，如鱼、瘦肉等，占膳食的 50% 左右。

（3）限制高钾食物的摄入，对于营养不良的患者，应补充必需的氨基酸。

3. 透析治疗

（1）当血肌酐＞707 微摩尔/升且患者出现尿毒症症状时，应考虑开始透析治疗。

（2）透析方式包括血液透析和腹膜透析，有助于清除体内多余的代谢废物和毒素。

4. 肾移植术　对于透析治疗无法控制的病情，或患者肾脏功能完全丧失时，可考虑肾移植术。

（二）管理方面

1. 定期随访与监测

（1）定期复查肾功能、电解质等指标，以及时了解病情变化。

（2）监测血压、血糖等，确保控制在目标范围内。

2. 生活调整与休息

（1）避免过度劳累，保证充足的休息和睡眠。

（2）根据病情调整活动量，避免受凉和感染。

3. 心理支持与护理

（1）加强心理护理，正确对待疾病，保持乐观情绪。

（2）提供必要的护理支持，如皮肤护理、预防感染等。

4. 环境调整

确保居住环境空气新鲜，经常通风，但避免直接对流风。

 六 预防

（一）积极治疗原发病

对于可能导致慢性肾衰竭的疾病，如糖尿病、高血压和难治性肾病等，应尽早积极治疗，以防止或延缓慢性肾衰的发生。

（二）加强随诊与监测

对于已经患有肾脏疾病的患者，无论是否进入慢性肾衰竭阶段，都应定期进行病情检测和随诊。建议每 3～6 个月检查一次，以便及时发现并处理病情变化。

（三）避免肾脏损伤因素

感冒和感染可能破坏肾功能，因此要注意保暖，避免受凉。同时，保持居室内空气新鲜和流通，并注意饮食卫生。

（四）饮食调理

控制蛋白质摄入，采用低蛋白饮食，以减轻肾脏负担。同时，注意补充维生素和矿物质，以保持营养均衡。限制高盐、高钾、高磷食物的摄入，如咸菜、海带和肥肉等。这些食物可能加重肾脏负担，不利于病情控制。保持饮食清淡，避免食用辛辣、刺激性的食物，如辣椒、花椒等。

（五）适当运动

进行适当的体育锻炼，如散步、打太极拳等，有助于增强体质，促进身体新陈代谢，有利于病情的恢复。但应注意避免剧烈运动，以免加重肾脏负担。

（六）心理调适

保持良好的心态，避免情绪过度紧张、焦虑等。这些负面情绪可能加重肾脏负担，不利于病情的恢复。可以通过与家人朋友交流、参加兴趣活动等方式放松心情。

（七）充足睡眠

保证充足的睡眠，避免熬夜和过度劳累。充足的睡眠有助于身体恢复和免

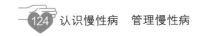

疫力提升,对维护肾脏健康具有重要意义。

综上所述,慢性肾衰竭的预防和保健需要从多个方面入手,包括积极治疗原发病、加强随诊与监测、避免肾脏损伤因素、饮食调理、适当运动、心理调适和充足睡眠等。通过综合性的预防和保健措施,可以有效维护肾脏健康,延缓慢性肾衰竭的进展。同时,患者也应积极配合医生的治疗建议,定期复查和随诊,以便及时调整治疗方案和应对病情变化。

 七 研究进展

慢性肾衰竭是一种复杂的肾脏疾病,其最新研究与进展涵盖了多个方面,包括诊断标准的更新、治疗方法的创新以及管理策略的改进。

在诊断方面,近年来通过结合肌酐和半胱氨酸蛋白酶抑制剂 C 来估算肾小球滤过率的方法得到了广泛应用,提高了诊断的准确性。同时,对于高风险患者,《中国慢性肾脏病早期评价与管理指南》(2022 版)建议更早地启动治疗,以控制病情进展。

在治疗方面,慢性肾衰竭的治疗手段日益丰富。除了传统的药物治疗,如使用 ACEI 和 ARB 降压药物来保护肾脏外,新型肾脏保护药物也取得了显著进展。例如,SGLT - 2 抑制剂、GLP - 1 受体激动剂和非甾体类选择性盐皮质激素受体等药物已被证明在慢性肾脏病的治疗中具有重要作用。此外,透析治疗和肾移植仍然是治疗慢性肾衰竭的重要手段,而中医治疗则可以为患者提供辅助性的治疗选择。

在管理方面,最新的研究强调了患者自我管理的重要性。通过教育患者如何调整饮食、控制血压和血糖、避免肾毒性药物等,可以有效地延缓慢性肾衰竭的进展。同时,定期随访和监测也是确保病情稳定的关键。

此外,近年来,随着技术的不断发展,人工智能和大数据也被应用于慢性肾衰竭的预测、诊断和治疗中。这些技术的应用有望进一步提高慢性肾衰竭的诊疗水平,为患者带来更好的治疗效果和生活质量。

综上所述,慢性肾衰竭的最新研究与进展涉及了多个方面,包括诊断、治疗和管理等多个环节。这些进展为患者提供了更多的治疗选择和管理策略,有助于延缓病情进展、提高生活质量。然而,需要注意的是,每个患者的具体情况不同,因此,治疗方案的选择应根据患者的具体情况进行个体化制订。

第五章　血液系统疾病

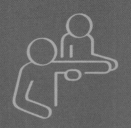

第一节　缺铁性贫血

/ 案例分析 /

　　李女士,35 岁,最近半年总感觉乏力、头晕,脸色也变得苍白,还常常感到心悸和气短。她平时饮食单一,偏爱素食,工作压力大,作息不规律。

　　经过详细询问,医生安排了血常规和铁代谢相关检查。结果显示,血红蛋白只有 85 克/升,红细胞平均体积为 70 飞升,红细胞平均血红蛋白浓度为 300 克/升,都低于正常值。铁代谢相关检查也不理想,血清铁蛋白仅有 10 微克/升,血清铁为 5 微摩尔/升,总铁结合力为 80 微摩尔/升,铁饱和度为 6.25％,这些都提示她体内铁储备不足。结合她的饮食习惯和这些症状,医生初步诊断为缺铁性贫血。

　　治疗方面,医生建议她每天按剂量口服铁剂硫酸亚铁。此外,医生还建议她同时补充维生素 C,这样可以促进铁的吸收。

　　饮食上,医生建议李女士多吃一些富含铁的食物,比如红肉、肝脏、鸡蛋和菠菜。多吃富含维生素 C 的水果,如橙子和草莓等,以提高铁的吸收率。同时建议她少喝茶和咖啡,因为这些饮品会抑制铁的吸收。

　　在生活方式方面,医生建议她规律作息,保证充足的睡眠,适当减少工作压力,进行适量的体育锻炼,比如散步和瑜伽。

　　心理支持也是不可少的,考虑到李女士因贫血症状带来的焦虑和不安,医生提供了心理支持,帮助她缓解压力,积极面对治疗。

　　在随访与监测方面,医生建议她每月进行一次随访,包括血常规和铁代谢相关检查,以监测治疗效果和调整治疗方案。并要求她密切关注身体变化,

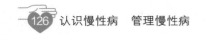

如果症状加重或出现新的不适,及时就医。

通过以上这些治疗和调整,李女士的病情逐渐好转,乏力、头晕、面色苍白等症状明显缓解,血红蛋白水平也逐步恢复正常。这种个性化的治疗方案和细致的随访管理,不仅帮助她有效地治疗缺铁性贫血,还显著提高了她的生活质量。

铁是人体必需的微量元素,对于维持生命活动至关重要。它主要参与血红蛋白的合成和氧气的输送,并在细胞能量代谢、神经递质合成及脱氧核糖核酸生成等关键生化过程中发挥着重要作用。当铁储量不足时人体的氧化还原功能会受损,进而影响多种生理机能。

 定义

缺铁性贫血(iron deficiency anemia,IDA)是一种常见疾病,发生在人体对铁的需求与供应之间出现失衡时。这种失衡导致体内储存的铁耗尽,继而引起红细胞内铁的缺乏,最终形成缺铁性贫血。缺铁性贫血在全球范围内广泛存在,尤其高发于孕妇、育龄妇女、婴幼儿以及有特定饮食习惯的人群中。由于缺铁性贫血的病程较长且起病缓慢,往往容易被忽视。

 病因与风险因素

（一）增加的需铁量和不足的铁摄入

婴幼儿、青少年、妊娠和哺乳期妇女常见铁需求量增加。在我国,婴幼儿和儿童的缺铁性贫血发病率较发达国家高。母乳中的铁吸收率远高于其他乳制品。婴幼儿快速生长期间,母体铁储备通常只能维持5～7个月,之后需要通过添加富含铁的辅食来满足需求。青少年的偏食也常导致铁摄入不足。妊娠期妇女铁需求量显著上升,非妊娠期铁时摄入不足,孕期铁储备往往不足。此外,不合理的饮食结构和营养知识缺乏,也加剧了缺铁性贫血的风险。

（二）铁吸收障碍

胃大部切除术后,食物快速进入小肠导致铁的吸收率降低。胃肠道功能紊乱如长期腹泻、慢性肠炎和克罗恩病也可引发铁吸收障碍。此外,幽门螺杆菌感染可减少胃酸分泌,影响铁吸收。某些药物,如质子泵抑制剂和抑酸剂,也可能通过影响胃酸分泌而增加缺铁性贫血风险。不良饮食习惯,如频繁饮酒、吸烟、不规律饮食,以及长期饮用含鞣酸的浓茶都可能影响铁的正常吸收。

(三)铁丢失过多

慢性胃肠道失血、月经过多、咯血等情况未得到及时纠正,均可引发缺铁性贫血。老年群体中,消化道肿瘤是造成缺铁性贫血的主要原因。老年女性由于缺少运动、饮食不足以及精神压力,缺铁性贫血风险更高。在某些地区,钩虫感染也是缺铁性贫血重要的风险因素。

 临床表现

(一)一般贫血的共有表现

缺铁性贫血的症状根据轻重程度不同而异。轻微缺铁性贫血时,患者可能仅感觉到疲倦和轻微气短;而在严重的情况下,症状则更加多样和明显。以下是几种常见的症状(图5-1)。

1. 苍白　面部、睑结膜、嘴唇及指(趾)甲失去红润显现苍白。

2. 乏力　患者感到全身乏力,即使在未进行大量活动时也可能出现疲劳和倦怠感。此外,患者可能会感到注意力不集中,缺乏工作意愿。

3. 头晕与头痛　头晕常因大脑缺氧而发生,尤其在活动后或突然站立时显著。头痛可能表现为胀痛、刺痛或钝痛。

4. 心悸　患者可能在进行轻度体力活动时就感到心悸。

5. 气短　由于血液不能有效地将氧气输送至全身,患者可能表现为呼吸急促、气短,做体力活动时容易感到劳累。

6. 纳差　食欲下降和腹胀是常见症状,部分患者可能还会出现恶心和呕吐。

此外,缺铁性贫血可能导致手脚发麻。这主要是由于缺氧影响到神经系统功能,表现为手脚麻木和刺痛。

(二)原发病表现

除了一般的贫血症状外,缺铁性贫血患者往往还会显示出以下与缺铁直接相关的原发病表现。

1. 黑便或血便　这可能表明存在消化道出血。

2. 腹部不适和腹痛　患者可能有腹部不适,腹痛,或者大便形状的改变

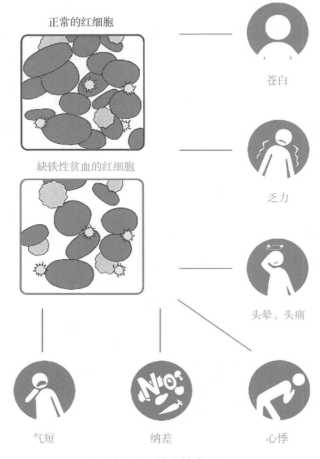

正常的红细胞

苍白

缺铁性贫血的红细胞

乏力

头晕、头痛

气短　　　　　　纳差　　　　　　心悸

图 5 - 1　贫血的表现

（如大便细条状或不成形）。

3. 月经过多　妇女可能月经量异常增多,这是铁流失过多的一个常见原因。

4. 消瘦　短期内快速的体重下降可能表明伴有消耗性疾病。

这些症状不仅有助于诊断缺铁性贫血,同时也指向可能需要进一步医学评估和处理的健康问题。

（三）缺铁性贫血的特殊表现

除了一般的贫血症状、原发病表现外,还可能出现一系列特殊表现,包括如下。

1. 精神行为异常　患者可能表现出烦躁、易怒，难以集中注意力，并出现异食癖，如对泥土、煤渣或生米等非食物物质的渴望。

2. 影响儿童成长　在儿童中，长期的铁缺乏可能导致生长发育迟缓和智力发展受影响。

3. 口腔问题　常见的表现包括口腔易发炎、舌乳头萎缩以及口角皲裂。

4. 皮肤和毛发症状　皮肤可能变得异常干燥，毛发干枯、脱落。指（趾）甲失去光泽，变得脆弱易裂，并可能发展为更严重的匙状甲。

这些特殊表现反映了缺铁性贫血对患者整体健康状况的广泛影响。

四　诊断

缺铁性贫血诊断需要确立是否系缺铁引起的贫血和明确引起缺铁的病因。

医生会检查患者的皮肤、甲床和眼睑结膜的颜色，观察是否有贫血的迹象。此外，医生还会询问患者的饮食习惯，了解铁质摄入是否充足，以及是否有月经过多或黑便等长期失血的情况。

血液检验是缺铁性贫血诊断的重要步骤，符合如下第（1）条和（2）～（5）条中的任何 1 条以上即可诊断缺铁性贫血。

（1）血常规提示小细胞低色素性贫血，成年男性血红蛋白＜120 克/升，女性血红蛋白＜110 克/升，妊娠妇女＜100 克/升；平均红细胞容积＜80 飞升，平均血红蛋白含量＜27 皮克，平均红细胞血红蛋白浓度＜0.32。

（2）血清可溶性转铁蛋白受体（soluble transferrin receptor，sTfR）＞26.5 纳摩尔/升。

（3）血清铁蛋白＜12 微克/升，转铁蛋白饱和度＜15％；血清铁＜8.95 微摩尔/升，血清总铁结合力＞64.44 微摩尔/升。

（4）骨髓铁染色显示骨髓小粒可染铁消失，铁幼粒细胞＜15％。

（5）红细胞游离原卟啉＞0.9 微摩尔/升（全血），或血液锌原卟啉＞0.96 微摩尔/升（全血）。

五　治疗与管理

（一）治疗原则

治疗缺铁性贫血主要依赖于病情的严重程度和引发原因。治疗的原则是补充铁剂、控制基础疾病，并在必要时进行输血。识别并解决导致缺铁的原因是治疗的关键步骤。在决定治疗方案时,医生会考虑患者的贫血严重程度、血红蛋白下降的速度、基础疾病、年龄、性别以及经济和个人偏好等因素。

（二）口服铁剂

口服铁剂是治疗缺铁性贫血的首选方法,常用的包括硫酸亚铁、右旋糖酐铁、琥珀酸亚铁和多糖铁复合物。为了提高吸收率和减少不良反应,建议小剂量服用,一天一次或隔天一次。治疗目标是纠正贫血并补充体内缺失的铁储备。

补铁时的注意事项如下。

（1）在服用铁剂期间,应避免同时摄入咖啡、茶、巧克力等含咖啡因食品,以及牛奶和富含钙的补充剂,这些都可能影响铁的吸收。

（2）使用吸管服用液体铁剂可以避免染黑牙齿。服用铁剂期间大便可能变黑,这是正常现象,停药后会恢复。

（3）建议不要空腹服用铁剂,以减少胃肠道刺激。维生素 C 可以促进铁的吸收,建议多吃富含维生素 C 的水果和蔬菜。

（4）按照医嘱定期复查,确保治疗效果,避免药物过量或其他并发症。

（三）静脉注射补铁

对于无法通过胃肠道吸收或不能耐受口服铁剂的患者,或在需要迅速补充铁的情况下,可以采用静脉注射铁剂。常用的静脉注射铁剂包括低分子右旋糖酐铁和蔗糖铁等。但对于有特定健康问题的患者,如败血症、低磷血症或对铁剂过敏的人,这种治疗方法是禁用的。

（四）输血治疗

在贫血严重或有并发症风险的情况下,输血可以快速纠正贫血。

 六　预防

缺铁性贫血是一种常见的营养缺乏病,其流行情况受到地域、个人性别及年龄、疾病和饮食、药物等因素的影响。幸运的是,缺铁性贫血是可以预防的,尤其是对于高危人群如婴幼儿、妊娠及哺乳期妇女以及老年人。

（一）如何有效预防缺铁性贫血

1. 教育和保健　增强对营养知识的普及和妇幼保健的重视,推广母乳喂养,并提供专业的喂养指导。对婴幼儿而言,及时添加含铁丰富且吸收率高的辅食至关重要。

2. 疾病管理　及时治疗慢性消化道出血等疾病,控制疾病对铁储存的影响。

3. 生活习惯的改善　减少酒、咖啡和浓茶的摄入量,改善不良的饮食和生活习惯。

4. 寄生虫防治　在钩虫病流行的地区开展大规模的寄生虫防治工作。

（二）预防和治疗缺铁性贫血推荐的饮食策略

1. 增加富含铁的食物摄入　推荐摄入红肉、动物肝脏、动物全血和鱼类等,因为它们含有较高吸收率的血红素铁。

2. 摄入富含维生素C的食物　维生素C可以提高非血红素铁的吸收,建议同时摄入富含维生素C的水果,如柑橘、柠檬等。

3. 包含加工豆制品　豆制品是优质蛋白和矿物质的来源,经过加工后,植酸被分解,提高了铁的生物利用度。

4. 绿叶蔬菜　绿叶蔬菜含有丰富的维生素和矿物质,包括叶酸,对预防贫血有积极作用。

5. 适量摄入富含维生素 B_{12} 和叶酸的食物　如动物肝脏和其他内脏,有助于红细胞的生成和维持正常的血液功能。

6. 避免影响铁吸收的物质　如避免饮用浓茶和咖啡,因为它们含有的多酚类物质可能抑制铁的吸收。

7. 婴幼儿缺铁性贫血的饮食防治　对于早产、低出生体重儿,建议从出生1个月后补充元素铁。0～6月龄婴儿纯母乳喂养,如无母乳或母乳不足,应使用含铁的婴儿配方食品等喂养。满6月龄起添加辅食,从富铁泥糊状食物开始,由少到多、由稀到稠、由细到粗,循序渐进。

8. 孕妇和乳母缺铁性贫血的饮食防治　孕妇应增加铁的摄入量,可通过食用红肉、动物内脏或血液,并考虑补充叶酸和铁剂。

9. 老年人缺铁性贫血的饮食防治　老年人应保证充足的食物摄入,特别是瘦肉、禽类、鱼和动物肝脏,并考虑使用营养素补充剂。

（三）生活小贴士

1. 食物对铁吸收的影响　某些食物如谷类、乳制品和茶等含有可能抑制铁吸收的成分。例如,谷类中的植酸和乳制品中的钙质,茶叶中的鞣酸,都能与铁形成不易被吸收的复合物。相反,鱼肉和肉类富含的铁更易被人体利用,尤其是这些食物中含有的血红素铁。此外,富含维生素C的食物如柑橘、猕猴桃和草莓能显著提高非血红素铁(存在于植物性食物中)的吸收率。

2. 推荐的高铁食物　高铁食物包括瘦肉、动物肝脏和动物血液,这些食品不仅铁含量高,还富含优质蛋白、锌、维生素 B_{12} 和叶酸,是防治缺铁性贫血的优选。其他补铁食物如黑木耳、蛤蜊、鲍鱼、豆制品、黑芝麻和坚果也是不错的选择。

3. 促进铁吸收的食物组合　食用富含维生素 C 的蔬菜和水果,如油菜、菜花、芹菜,以及各类柑橘类水果等,可帮助提高铁的吸收效率。维生素 C 能将非血红素铁转化为更易被吸收的形式。

4. 植物性铁源的利用　虽然蔬菜和谷类中的铁吸收率不如动物性食物,但它们在日常饮食中依然是重要的铁来源。合理搭配饮食,确保足够的维生素 C 摄入,可以优化这些植物性铁源的利用。

七　研究进展

缺铁性贫血是一种常见的血液系统疾病,主要由于体内铁元素缺乏,导致血红蛋白合成不足。近年来,关于缺铁性贫血的研究取得了显著进展,涵盖了从病因、诊断到治疗的多个方面。

（一）病因研究

最新的研究揭示了更多导致缺铁性贫血的病因,除了常见的营养摄入不足和慢性出血外,近期研究发现,铁调素是铁平衡的主要调控器,它通过影响铁转运蛋白来调节铁的流出和吸收。另外,肠道微生态失调(如慢性肠炎、幽门螺杆菌感染等)也可能影响铁的吸收,从而导致缺铁性贫血。

（二）诊断进展

新的诊断技术和指标正在被引入临床实践,以提高缺铁性贫血的诊断准确性。

1. 血清铁代谢标志物　除了传统的血清铁、铁蛋白和总铁结合力外,新型标志物如血清转铁蛋白受体、红细胞分布宽度等,正在被用于辅助诊断。

2. 影像学检查　磁共振成像技术可被用于评估体内铁储备,它是一种无创且精确的诊断手段,特别适用于慢性病患者中。

（三）治疗进展

在治疗方面,新的药物和治疗策略正在不断涌现。新型口服铁剂,如多糖铁复合物,因其更好的耐受性和生物利用度,正在逐渐替代传统铁剂。新型静脉铁剂如超顺磁氧化铁、羧基麦芽糖铁等可快速改善患者贫血症状,在伴有其他疾病的缺铁性贫血患者中更具优势。另外,现代肠外补铁剂也可以实现快速、安全的全剂量补铁。

缺铁性贫血的研究进展为临床实践带来了更多可能性,也为患者提供了更好的治疗选择。未来,随着对疾病机制的深入了解和新型治疗手段的不断开发,缺铁性贫血的管理将会更加精确和有效。

第二节 再生障碍性贫血

/ 案例分析 /

李女士,35岁,近半年频繁感到乏力、头晕,伴有心悸和气短的症状。最近一段时间,她发现皮肤容易淤青,牙龈和鼻子偶尔出血。李女士平时工作繁忙,压力大,饮食和作息也不太规律。

经过详细的病史询问和体格检查,医生为李女士安排了血常规和骨髓穿刺检查。血常规结果显示她的血红蛋白为75克/升,白细胞计数为$2.0×10^9$/升,血小板计数为$18×10^9$/升,均显著低于正常值。骨髓穿刺结果显示骨髓粒系红系增生减低,脂肪细胞相对增多,提示骨髓造血功能严重受损。此外,胸部CT显示双肺下叶有斑片状融合影。结合这些检查结果,医生初步诊断为再生障碍性贫血。

在治疗方面,医生先为李女士进行了输血治疗,以迅速缓解她的贫血症状。为了刺激骨髓的造血功能,医生开了免疫抑制剂,如环孢素和抗胸腺细胞球蛋白,并建议她补充一些促进造血的药物,比如重组人促红细胞生成素。

饮食方面,医生建议李女士多吃富含蛋白质和维生素的食物,如瘦肉、鱼、蛋、奶和新鲜蔬菜水果。同时,避免吃生冷、辛辣和刺激性食物,以免加重症状。

在生活方式上,医生建议她调整作息,保证充足的睡眠,尽量减少工作压力,避免剧烈运动和受伤,以免引发出血。同时,保持口腔卫生,防止牙龈出血。

心理支持同样重要,考虑到李女士因病情带来的心理压力和不安,医生提供了心理支持,帮助她缓解焦虑情绪,积极面对治疗。

　　随访与监测方面，医生建议她每月进行一次随访，包括血常规和骨髓检查，以监测治疗效果和调整治疗方案。并要求她密切关注身体变化，如果症状加重或出现新的不适，及时就医。

　　通过以上的治疗和调整，李女士的病情逐渐得到控制，乏力、头晕、出血等症状明显缓解，血常规指标也逐步改善。个性化的治疗方案和细致的随访管理，不仅帮助她有效地管理了再生障碍性贫血，还显著提高了她的生活质量。

　　再生障碍性贫血是一种严重的血液病，需要早期诊断和及时治疗。即使是常见的症状如头昏和乏力，也可能是严重疾病的信号，不容忽视。

 定义

　　再生障碍性贫血（aplastic anemia，AA）简称再障，是一种骨髓造血功能衰竭性综合征，主要表现为骨髓中血细胞的增生减少和外周血中全血细胞的减少。这种情况通俗地被描述为"骨髓衰竭"，意味着骨髓无法正常生产血细胞，患者主要表现为贫血、出血和感染。

　　再障发病高峰期处于 2 个年龄段，即 15～25 岁和 60 岁以上。男性发病率略高于女性。但这种疾病可以影响所有年龄和性别的人。

 病因与风险因素

　　再障根据病因分类可分为先天性（遗传性）及后天性（获得性）。

　　（一）先天性再障

　　先天性再障是由遗传缺陷引起的骨髓衰竭，可能由父母遗传或后天基因突变引起。常见疾病包括范科尼（Fanconi）贫血、先天性角化不良、先天性纯红细胞再生障碍、施瓦赫曼·戴蒙德（Shwachmann-Diamond）综合征等。这些通常是常染色体隐性遗传疾病。

　　（二）获得性再障

　　获得性再障在临床中较为常见，又分为原发性和继发性。

　　1. 原发性再障　通常与 T 淋巴细胞异常活化和功能亢进有关，这些异常活化的 T 细胞可能对骨髓造血细胞造成伤害。遗传背景可能影响疾病的进展。

2. 继发性再障　与多种因素相关,包括肿瘤、放化疗、药物、化学毒物、病毒感染、电离辐射和免疫因素等。苯及其衍生物与再障有明确关系,苯的骨髓毒性是由其代谢产物引起的,这些代谢物可以抑制造血祖细胞的 DNA 和核糖核酸(ribonucleic acid,RNA)合成,并可能损害染色体。病毒性肝炎和再障之间的联系已被确认,称为病毒性肝炎相关性再障,这是病毒性肝炎的一种严重并发症。另外,再障可能继发于如胸腺瘤、系统性红斑狼疮和类风湿关节炎等疾病,这些疾病的患者血清中可能含有抑制造血干细胞的抗体。

 临床表现

临床上以贫血、出血和感染为主要表现。根据其病程急慢和病情严重程度分为不同类型,包括急性、慢性、重型和非重型再障,各自有其特定的临床表现和预后。

(一)急性再障

起病急,进展迅速,出血和感染发热为其主要表现。

1. 贫血　病程初期可能不明显,但随病程进展,贫血症状加重。

2. 出血　包括消化道出血、血尿、眼底出血(可能导致视力障碍)、颅内出血等。皮肤和黏膜的出血广泛且严重。

3. 感染　几乎所有患者都会出现发热,主要由呼吸道感染引起,还包括消化道和泌尿系统感染,以及可能的血流感染。

(二)慢性再障

起病较缓慢,以贫血为主要表现。

1. 贫血　面色苍白、头晕乏力、心悸等。

2. 出血　主要限于皮肤黏膜,包括皮肤出血点、瘀斑、口腔血疱、鼻衄等。

3. 感染　较为常见但通常较易控制,主要为呼吸道感染。

(三)重型再障

起病急,进展快,病情重;少数可由非重型 AA 进展而来。

1. 贫血　苍白、乏力、头昏、心悸和气短等症状进行性加重。

2. 感染　多数患者有发热,体温常在 39 ℃以上,以呼吸道感染最为常见,其次是消化道、泌尿生殖道及皮肤、黏膜感染等。感染菌种以革兰阴性杆菌、金黄色葡萄球菌和真菌为主,常合并败血症。

3. 出血　皮肤出血点或大片瘀斑、眼结膜出血、深部脏器出血等,颅内出血

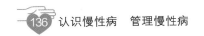

常危及生命。

（四）非重型再障

起病与进展：较缓慢，症状较轻，较易控制。贫血、感染和出血的程度较轻，久治无效者可能发生颅内出血危及生命。

四　诊断

（1）全血细胞减少，网织红细胞绝对值减少，淋巴细胞相对增多。

（2）一般无脾肿大。

（3）骨髓检查显示至少一部位的增生减低或重度减低。对于增生活跃的情况，巨核细胞应明显减少及淋巴细胞相对增多，骨髓小粒成分中应见非造血细胞增多。条件允许的情况下，应进行骨髓活检（显示造血组织减少，脂肪组织增加）。

（4）能除外其他引起全血细胞减少的疾病，如阵发性睡眠性血红蛋白尿、骨髓增生异常综合征中的难治性贫血、急性造血功能停滞、骨髓纤维化、急性白血病、恶性组织细胞病等（图 5 - 2）。

五　治疗与管理

（一）药物治疗

再障患者需要长期、定期前往正规医院的血液病科随诊，调整合适的治疗方案、监测病情变化等。包括支持治疗和根本治疗两部分。

1. 支持治疗　旨在预防和减少再障相关的并发症。为防止感染，特别是在免疫功能较弱的患者中，实施保护性隔离是必要的。输注红细胞和血小板可以改善患者的贫血症状和减少出血倾向。

2. 根本治疗　旨在保护或补充造血干细胞，尽量恢复患者的部分造血功能。如造血干细胞移植、免疫抑制治疗及雄性激素治疗和中医中药治疗等。

（二）自我管理

1. 预防感染　保持个人卫生是预防感染的基础，勤洗手、保持身体清洁，并且使用干净的个人用品。居住环境应保持清洁和无尘，定期进行清洁消毒。尽量避开人多的地方，特别是在感染性疾病高发季节。避免受凉，减少感冒等呼吸道疾病的风险。

2. 预防出血　避免剧烈运动和可能导致划伤、擦伤的活动。刷牙时选择软

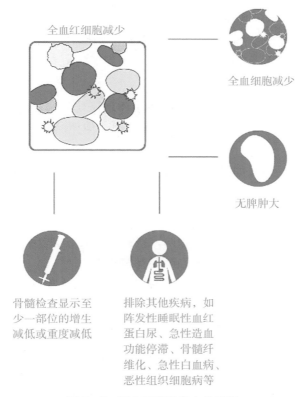

全血红细胞减少

全血细胞减少

无脾肿大

骨髓检查显示至少一部位的增生减低或重度减低

排除其他疾病，如阵发性睡眠性血红蛋白尿、急性造血功能停滞、骨髓纤维化、急性白血病、恶性组织细胞病等

图 5‑2　再生障碍性贫血的诊断

毛牙刷，减少牙龈出血的可能。如果鼻腔干燥，可以使用盐水或医用油脂轻轻涂抹，保持鼻腔湿润。

3. 饮食管理　应选择高热量、高蛋白质、高维生素、易于消化的食物，如蛋、奶、瘦肉、肝脏、大枣和花生等。避免食用生冷、硬质和变质食品，确保食物新鲜且经过充分烹饪。保证饮食多样性，平衡摄取各种营养素。

4. 保持良好心态　避免过度压力和紧张，这对控制病情和提高生活质量非常关键。可通过兴趣爱好、轻度运动或社交活动等方式保持心理健康。

 六　预防

（一）健康饮食

1. 均衡营养　摄入足够的铁、维生素 B_{12}、叶酸等营养素有助于保持骨髓的正常功能。多吃富含铁的食物,如红肉、豆类、菠菜等,以及富含维生素 B_{12} 和叶酸的食物,如鱼类、蛋类和绿叶蔬菜。

2. 避免有害物质　减少摄入对骨髓有害的物质,如含铅的食物或饮水。确保食品安全,避免食用受污染的食物。

（二）避免接触有害化学物质

1. 家庭和工作环境　避免在家中或工作场所接触苯等有害化学物质。这些物质常见于油漆、清洁剂和一些工业产品中。使用时要注意通风,尽量减少接触。

2. 使用保护措施　如果工作需要接触化学物质,应使用个人防护装备,如手套、口罩等,减少有害物质对身体的伤害。

（三）预防感染

1. 疫苗接种　接种疫苗可以预防一些病毒感染,这些感染可能会引发或加重再生障碍性贫血。如乙型肝炎疫苗、流感疫苗等。

2. 良好卫生习惯　勤洗手,避免与患有传染病的人密切接触。尤其是在流感季节,注意个人卫生,减少感染风险。

（四）避免不必要的药物使用

1. 谨慎用药　一些药物可能对骨髓有毒性作用,使用前应咨询医生。尤其是抗生素、非甾体抗炎药和某些抗癌药物,应在医生的指导下使用。

2. 药物过敏　了解自己的药物过敏史,避免使用曾引发过敏反应的药物。

（五）定期体检

1. 早期发现　定期体检可以早期发现血液系统的异常,及时采取措施。尤其是有家族史或存在风险因素的人群,应定期进行血常规检查。

2. 健康咨询　有任何健康问题或疑虑,及时咨询医生,获取专业建议。

预防再生障碍性贫血需要从日常生活中的细节入手,通过健康饮食、避免接触有害物质、预防感染、谨慎用药、定期体检和保持良好的生活习惯等措施,可以有效降低发病风险。希望大家能够关注自身健康,积极采取预防措施,远离疾病的困扰。

 七　研究进展

（一）病因研究

新一代测序技术揭示了部分再生障碍性贫血患者存在遗传突变。这些突变可能影响 DNA 修复、细胞周期调控和免疫调节等多个方面。例如,特发性再生障碍性贫血患者中发现 *TERT* 和 *TERC* 基因突变,提示这些基因在疾病发生中可能发挥作用。

（二）诊断进展

1. 生物标志物　最新的研究致力于发现新的生物标志物以提高再生障碍性贫血的诊断准确性。例如,血浆中细胞因子和微小 RNA（miRNA）水平的变化可以作为疾病的潜在诊断标志物。

2. 无创检测　随着技术的发展,无创检测手段如循环肿瘤 DNA 和外泌体分析开始应用于再生障碍性贫血的研究中。

（三）治疗进展

1. 免疫抑制治疗　免疫抑制治疗仍然是再生障碍性贫血的一线治疗方案。近年来,抗胸腺细胞球蛋白联合环孢素的方案在多个临床试验中显示出较高的长期生存率和病情缓解率。

2. 骨髓移植　同种异体造血干细胞移植是再生障碍性贫血的根治性治疗。最近的研究改进了移植前的预处理方案,提高了移植的成功率和患者的长期生存率。此外,HLA 半相合移植和脐带血移植等新技术的应用,扩大了适合移植的患者范围。

3. 基因治疗　基因编辑技术,如 *CRISPR-Cas9*,正在被研究用于修复再生障碍性贫血相关的基因突变。这一前沿技术有望在未来提供针对疾病根本原因的治疗方案,目前正处于早期试验阶段。

第三节　溶血性贫血

/ 案例分析 /

　　王先生,43 岁,3 个月前开始感觉到明显的乏力,逐渐出现皮肤和巩膜发黄的情况,偶尔心悸,特别是在劳累后症状加重,而休息后有所缓解。在此期间,王先生还伴有干咳,但没有出现恶心呕吐、腹痛腹泻、皮疹或皮肤瘙痒等症状,也没有发生呕血、黑便、鼻衄及牙龈出血的情况。起初,王先生并未重视这些症状,因此也没有及时治疗。最近 1 个月,王先生的体重减轻了 2 千克,精神状态也很差,严重影响了日常生活。

在家人的劝说下,王先生终于决定前往医院就诊。医生在详细询问病史并进行体格检查后,为他安排了一系列的实验室检查。血常规结果显示:血红蛋白为 85 克/升(正常值为 130～175 克/升),红细胞计数为 $3.0×10^{12}$/升(正常值为 $4.5～5.5×10^{12}$/升)。进一步的检查结果显示,血清间接胆红素水平升高至 34 微摩尔/升(正常值为 1.7～17.1 微摩尔/升),而乳酸脱氢酶(lactate dehydrogenase,LDH)水平也明显升高,达到 500 单位/升(正常值为 135～225 单位/升)。这些结果提示存在红细胞破坏加速的情况。结合其他检查结果和临床表现,医生最终诊断王先生患有溶血性贫血。

医生立即为王先生制订了详细的治疗方案。针对溶血性贫血的病因,医生开具了糖皮质激素来抑制免疫系统对红细胞的攻击,减少红细胞的破坏。王先生开始口服泼尼松,初始剂量为每日 1 毫克/千克,即每日 60 毫克,分两次服用。为了改善贫血症状,医生还给予了补充铁剂和叶酸,铁剂每日 100 毫克,叶酸每日 5 毫克,以促进红细胞的生成。此外,医生建议王先生注意休息,避免过度劳累,保持均衡饮食,增加蛋白质、铁和维生素的摄入。

然而,在治疗的最初阶段,王先生的情况并未显著好转。尽管严格按照医嘱服药和调整生活方式,但他的血红蛋白水平仅略有提升,间接胆红素和LDH 水平仍然偏高。王先生因此感到十分沮丧,怀疑治疗是否有效。医生对他的病情进行了重新评估,发现可能存在隐匿性病因或药物反应不足的情况。

于是,医生决定进一步加大糖皮质激素的剂量,同时增加免疫抑制剂环孢素的使用,以更有效地控制免疫系统对红细胞的攻击。王先生开始服用泼尼松每日 1.5 毫克/千克,即每日 90 毫克,分两次服用,同时加用环孢素,初始剂量为每日 3 毫克/千克,即每日 180 毫克,分两次服用。此外,医生还建议进行一次骨髓穿刺检查,以排除其他潜在的血液系统疾病。检查结果显示骨髓增生活跃,未见明显恶性病变,进一步支持溶血性贫血的诊断。

在加大药物剂量和引入新治疗方案后,王先生的症状开始逐渐改善。1个月后,王先生的血红蛋白水平升至 105 克/升,红细胞计数回升至 $3.5×10^{12}$/升,间接胆红素和 LDH 水平也有所下降,皮肤和巩膜的黄染逐渐消退,心悸和乏力的情况也有所改善,精神状态逐步恢复。

尽管治疗取得了初步的效果,但医生提醒王先生,溶血性贫血是一种慢性疾病,需要长期管理和随访。医生建议王先生每3个月复查一次血常规和相关指标,特别是血红蛋白、红细胞计数和间接胆红素水平,密切监测病情变化,以便及时调整治疗方案。为此,王先生还特意安排了定期的营养师咨询,以确保饮食结构科学合理,进一步巩固治疗效果。

王先生的案例提醒我们,身体发出的任何异常信号都不容忽视。溶血性贫血是一种因红细胞被破坏过多导致的,早期识别和及时就医非常重要。通过规范的治疗和定期监测,可以有效控制病情,提高患者的生活质量。在长期的随访和管理过程中,王先生逐渐学会了如何更好地应对自己的病情,生活质量也得到了显著改善。

一　定义

溶血性贫血(hemolytic anemia,HA)是一种由于红细胞的异常破坏导致的血液疾病,其中红细胞的寿命显著缩短,且其破坏速度超出了骨髓的代偿能力。这种疾病涉及复杂的生理过程,包括红细胞的生成和破坏。

(一)红细胞的寿命与破坏

在正常情况下,红细胞的寿命约为120天。在溶血性贫血中,红细胞寿命缩短至15~20天。

(二)骨髓的代偿能力

骨髓具有显著的代偿能力,正常情况下可增加6~8倍的红系造血潜力来应对红细胞的增加破坏。如果骨髓能够补偿这种加速破坏,则患者可能不会表现出贫血的症状,而是处于一种称为溶血性疾患或溶血性状态的情况。

溶血性疾患或状态:即使红细胞破坏速度增加,只要骨髓能够足够补偿,患者可能不会表现出贫血,但体内依然存在着溶血的生理过程。

二　病因与风险因素

溶血性贫血的根本原因是红细胞寿命缩短,造成红细胞破坏加速的原因可概括分为红细胞本身的内在缺陷和红细胞外部因素异常。

（一）红细胞内在缺陷

1. 遗传性红细胞膜缺陷 如遗传性球形红细胞增多症。

2. 红细胞酶缺陷 葡萄糖-6-磷酸脱氢酶缺乏。

3. 珠蛋白异常 如地中海贫血等疾病。

（二）红细胞外部因素异常

包括免疫性因素、非免疫性因素。

1. 免疫因素 自身免疫性溶血性贫血、新生儿溶血、血型不合的输血、药物性溶血性贫血等。

2. 非免疫性因素

（1）物理机械因素：人工心脏瓣膜、心瓣膜钙化狭窄、弥散性血管内凝血、血栓性血小板减少性紫癜、细菌性血红蛋白尿、大面积烧伤等。

（2）化学因素：蛇毒、苯肼等。

（3）感染因素：支原体肺炎、传染性单核细胞增多症等。

（4）环境因素：如长期暴露于高重金属环境。

（5）食物因素：如大量食用蚕豆或腌制食品。

（6）生物因素：如毒蛇咬伤等。

 三 临床表现

溶血性贫血的临床表现主要与溶血过程持续的时间和溶血的严重程度有关，可分为慢性溶血和急性溶血。

1. 慢性溶血 多为血管外溶血，发病缓慢，临床表现为贫血、黄疸和脾肿大三大特征。因病程较长，患者呼吸和循环系统往往对贫血有良好的代偿，症状较轻。慢性溶血性贫血患者由于长期的高胆红素血症可并发胆石症和肝功能损害等表现。在慢性溶血过程中，某些诱因如病毒性感染，可引起暂时性造血功能停滞，持续一周左右，称为"再生障碍危象"，有时会危及生命。

2. 急性溶血 发病急骤，短期大量溶血引起寒战、发热、头痛、呕吐、四肢腰背疼痛及腹痛，继之出现酱油样尿。严重者可发生急性肾衰竭、周围循环衰竭或休克。随后出现黄疸、面色苍白和其他严重贫血的症状和体征。

 四 诊断

溶血性贫血的诊断是一个多方面、多步骤的过程，需要根据患者具体情况和医生的临床经验进行综合评估。正确的分类和诊断对于指导后续的治疗方案和预后评估至关重要。

（一）常规项目检查确定溶血存在

1. 血常规及网织红细胞检查　通常溶血性贫血（HA）患者的红细胞计数和血红蛋白水平下降；网织红细胞增高，这表明骨髓对溶血有代偿性增生。

2. 血片形态学　红细胞形态学的异常在遗传性红细胞膜缺陷病等溶血性贫血中最为明显。

3. 骨髓检查　骨髓检查可以提供关于骨髓中细胞产生和发育的直接信息。铁染色等方法，通常是 HA 诊断和鉴别诊断的关键步骤之一。

4. 血液生化检查　乳酸脱氢酶、间接胆红素、血清铁和铁蛋白饱和度、肝肾功能等指标为 HA 的诊断可提供重要信息。

5. 尿常规检查　尿胆原增高、隐血试验阳性，以及尿含铁血黄素试验阳性是溶血的重要指标。

6. 腹部 B 超检查　B 超检查可以评估脾是否肿大，这在 HA 中是一个常见的体征，尤其是在慢性 HA 中。长期溶血可能导致胆石形成，B 超检查可检测胆石症。

（二）确定溶血主要部位

表 5-1 列出了血管内溶血与血管外溶血的不同临床表现及实验检查特征，可辅助判别溶血的发生部位。

表 5-1　血管内溶血与血管外溶血的鉴别

项目	血管内溶血	血管外溶血
病因	获得性多见	遗传性多见
病程	多为急性	常为慢性，急性加重
贫血、黄疸	常见	常见
肝、脾肿大	少见	常见
红细胞形态异常	正常或轻微异常	明显异常
红细胞脆性改变	变化小	多有改变
血浆游离血红蛋白	增加	正常或轻度增加
高铁血红素白蛋白	增加	正常
血红蛋白尿	常见	无或轻度

（续表）

项目	血管内溶血	血管外溶血
尿含铁血黄素	可见慢性	一般阴性
骨髓再障危象	少见	急性溶血加重时可见
LDH	增高	轻度增高

（三）寻找病因

1. 红细胞膜缺陷性原因检查　红细胞形态学检查、红细胞渗透脆性试验、37 ℃温育后脆性和机械性脆性试验、酸溶血试验（Hams 试验）、糖水试验等。

2. 红细胞酶缺陷性原因检查　自身溶血加葡萄糖或 ATP 纠正试验、葡萄糖-6-磷酸脱氢酶（glucose-6-phosphate dehydrogenase，G-6-PD）检查、丙酮酸激酶检查。

3. 血红蛋白异常原因检查　抗碱血红蛋白测定、血红蛋白溶解度试验、血红蛋白电泳等。

4. 珠蛋白合成障碍性原因检查　血红蛋白 A_2 和血红蛋白 F 检查、珠蛋白 DNA 分析等。

5. 免疫性原因检查　包括冷溶血试验、热溶血试验、Coombs 试验等。

6. 其他原因检查　药物和毒素暴露历史调查及血浆成分检查等。

五　治疗与管理

溶血性贫血治疗的关键在于采用个体化的策略。

（一）病因治疗

1. 避免诱因　对于由特定物质或毒物诱发的溶血性贫血，关键是识别并避免这些诱因。例如，G-6-PD 缺乏症（即蚕豆病）患者应避免接触引起溶血的药物和食品（如蚕豆）。

2. 管理输血反应　如发现溶血性输血反应，应立即停止输血并采取相应的应急措施。

3. 控制感染　对于感染引起的溶血性贫血，及时使用抗生素或其他抗感染治疗是关键。

（二）对症治疗

1. 免疫抑制治疗　对于免疫介导的溶血性贫血,常用药物包括糖皮质激素（如泼尼松）和其他免疫抑制剂（如环孢素）,以减少抗体介导的红细胞破坏。

2. 补充造血原料　如叶酸,铁,维生素 B_{12} 等。

3. 使用促红细胞生成素　在某些情况下,如慢性肾病引起的溶血性贫血,可以考虑使用促红细胞生成素来刺激骨髓产生更多红细胞。

4. 脾切除术　脾切除术适用于那些红细胞破坏主要发生在脾脏的患者,如遗传性球形红细胞增多症。脾脏是红细胞被破坏的主要场所之一,切除脾脏可以显著减少红细胞的破坏。

5. 输血支持治疗　在红细胞大量丧失导致严重贫血的情况下,输血是一种快速有效的治疗方法。它可以迅速改善贫血症状和生命体征,对于急性重度贫血或生命威胁性情况尤为重要（图 5-3）。

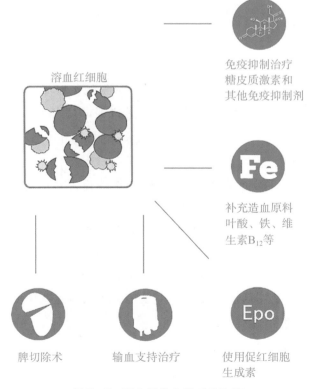

图 5-3　溶血性贫血的对症治疗

（三）生活方式调整

1. 心理支持 患者需要对病情有正确的认识，接受长期治疗可能带来的生活调整。心理咨询或支持小组可以帮助患者减轻焦虑和应对慢性病的压力。

2. 休息与活动 病情允许时，适当的身体活动可以帮助改善血液循环，增强身体状况。对于贫血严重的患者，确保充足的休息是必要的，特别是在溶血活动加剧期间。

3. 饮食调整 高蛋白、高维生素和高热量的饮食有助于支持身体的恢复和维持正常的代谢活动。确保食物易于消化，可以帮助减轻消化系统的负担。对于患有特定遗传疾病如蚕豆病，此类患者应避免蚕豆及其他相关的触发食物。

（四）定期医学检查

根据医生的建议定期进行血液检查和其他相关检测，以监控病情的变化和调整治疗方案。

 六 研究进展

溶血性贫血是一种由于红细胞过早破坏导致的贫血症。近年来，溶血性贫血的研究在病因、诊断和治疗方面取得了显著进展，为患者提供了更多的治疗选择和希望。

（一）病因研究

1. 基因突变 最新的基因研究发现，许多溶血性贫血的患者存在遗传突变。例如，遗传性球形红细胞增多症与 *ANK1* 和 *SLC4A1* 基因的突变有关。这些突变影响红细胞膜蛋白的结构和功能，导致红细胞易于破裂。

2. 免疫机制 自身免疫性溶血性贫血是溶血性贫血的重要类型之一。研究发现，某些感染和药物可以诱发免疫系统异常，导致自身抗体攻击红细胞。新型免疫调节剂和生物制剂正在被开发，以更有效地管理这些免疫反应。

（二）诊断进展

1. 高通量测序技术 高通量测序技术正在被应用于溶血性贫血的诊断。这种技术可以快速、准确地检测出与疾病相关的基因突变，为精准医疗提供了强有力的工具。

2. 新型生物标志物　研究人员正在寻找新的生物标志物,以提高溶血性贫血的诊断准确性。例如,红细胞内抗氧化酶被认为可能是检测溶血性贫血的标志物。

（三）治疗进展

1. 靶向治疗　靶向治疗是溶血性贫血研究中的一大热点。针对特定基因突变或病理机制的新药正在开发中。例如,针对补体系统的抑制剂如依库珠单抗,已经显示出对阵发性睡眠性血红蛋白尿症患者的显著疗效。

2. 基因治疗　基因编辑技术,如 *CRISPR－Cas9*,正在被研究用于修复导致溶血性贫血的基因突变。虽然这一技术还处于早期实验阶段,但未来有望提供针对疾病根本原因的治疗方案。

3. 免疫调节剂　对于自身免疫性溶血性贫血,新的免疫调节剂如 Bruton 酪氨酸激酶抑制剂正在临床试验中。这些药物通过调节免疫系统的活动,有望提供更有效的治疗选择。

4. 细胞治疗　间充质干细胞被认为具有免疫调节和组织修复的潜力。研究正在探索其在治疗溶血性贫血中的应用,初步结果显示出一定的疗效。

溶血性贫血的研究在病因、诊断和治疗方面取得了重要进展。这些进展不仅为患者提供了更多的治疗选择,也为未来的研究和治疗开辟了新的方向。随着技术的发展和研究的深入,溶血性贫血的管理将变得更加精准和有效。

第四节　原发免疫性血小板减少症

/ 案例分析 /

汪先生,56 岁,5 天前在洗澡时发现四肢皮肤出现散在出血点,刷牙时牙龈少量出血,但没有感到不适,因此未行处置。2 天前,牙龈出血加重,并发现双下肢皮肤出现数处瘀斑。在医院就诊后,医生进行了详细的检查,发现汪先生胸部及四肢皮肤有出血点,双下肢有数处瘀斑,均不高出皮面,无皮疹。浅表淋巴结未触及肿大,巩膜无黄染。左侧口腔颊黏膜有一个血疱,数处牙龈有少量渗血,但未见溃疡。胸骨无压痛,心肺检查正常,腹部平软,肝脾肋下未触及异常,关节无异常,双下肢无水肿。血常规检查显示血小板严

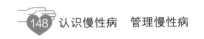
重降低,尿常规阴性。骨髓检查结果显示巨核细胞数量正常或增多,但成熟巨核细胞减少,血小板生成减少。医生诊断为原发免疫性血小板减少症。

汪先生的经历告诉我们,即使是细小的出血点和牙龈出血,也可能是血液疾病的预警信号。免疫性血小板减少症是一种自身免疫性疾病,早期发现和治疗至关重要。

 定义

原发免疫性血小板减少症(primary immune thrombocytopenia,ITP)是一种获得性免疫介导的血小板减少性疾病。其定义为外周血小板数低于正常水平($100×10^9$/升),且没有其他诱因或基础疾病引起的血小板减少。

 病因与风险因素

(一)病因

ITP病因不明,通常是由于自身免疫失调导致免疫系统攻击和破坏血小板,同时,免疫系统会干扰巨核细胞生成血小板。这些因素共同作用导致血小板计数降低。

(二)风险因素

以下因素是原发性免疫性血小板减少症患者发生出血的高危因素。

(1)服用某些药物,包括抗凝剂(如华法林、利伐沙班)、抗血小板药物(如阿司匹林、氯吡格雷)以及化疗药物等。

(2)患有可能导致出血的相关脏器疾病,如胃肠道疾病(如活动性消化性溃疡、炎症性肠病等)、呼吸道疾病(如支气管扩张、肺结核等)和泌尿道疾病(如泌尿道结石、肿瘤等)。

(3)高血压控制不佳。

(4)存在影响止血的其他疾病,主要是影响凝血功能的疾病,如先天性出血性疾病、肝硬化、尿毒症等。

(5)高龄。

(6)近期有出血病史、创伤史、手术史、分娩史。

（7）血小板数量低于 30×10^9/升。

 临床表现

（一）典型表现

大多数患者表现为皮肤和黏膜出血，常见皮肤紫癜、鼻衄、月经过多和牙龈出血等症状（图 5-4）。

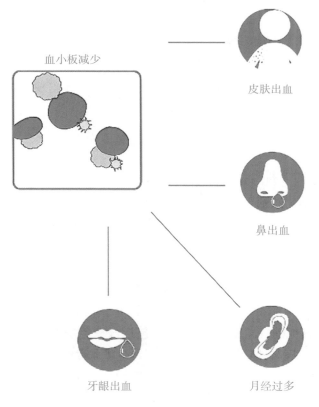

血小板减少

皮肤出血

鼻出血

牙龈出血

月经过多

图 5-4 原发免疫性血小板减少症的临床表现

1. 皮肤出血 皮肤出血通常呈现为紫癜（或瘀斑、瘀点），按压后不消退，常见于四肢远端或受压迫的部位（如腰带或袜子的压迫部位）。

2. 鼻衄 较为常见，可能为双侧鼻衄。

3. 月经过多 女性患者可能会出现月经多或经期延长等情况。

4. 牙龈出血 通常是自发性的，并且与正常牙龈出血的患者相比，ITP 患者的牙龈出血持续时间更长,通常无法自行停止。曾有牙结石或牙龈炎史的患者更容易出现牙龈出血。

（二）特殊表现

少数患者可能出现内脏等重要器官出血,通常与相关器官的基础疾病有关。

1. 血尿　尿液呈现洗肉水样或在体检中发现尿常规隐血阳性。

2. 咯血　呈现鲜红或暗红色血液凝块。

3. 胃肠道出血　出现柏油样的黑便,出血量较少时,仅大便常规检查隐血阳性。

4. 颅内出血　通常出现在血小板数量低于 10×10^9/升的患者身上,并常与外伤或血管病变有关。

5. 疲乏　ITP 患者常见的症状,20％～40％的患者出现疲乏症状。随着患者血小板数目增加,疲乏症状可能缓解。

 四　诊断

（一）ITP 的诊断要点

ITP 的诊断仍然基于临床排除法,诊断要点包括如下。

（1）至少连续 2 次血常规检查显示血小板计数减少,外周血涂片镜检未见明显异常。

（2）脾脏一般大小正常。

（3）骨髓检查:ITP 患者骨髓细胞形态学特点为巨核细胞增多或正常,同时伴有成熟障碍。

（4）排除其他继发性血小板减少症:包括自身免疫性疾病、甲状腺疾病、淋巴系统增殖性疾病、骨髓增生异常综合征、再生障碍性贫血、各种恶性血液病、肿瘤浸润、慢性肝病、脾功能亢进、普通变异型免疫缺陷病、感染、疫苗接种等引起的继发性血小板减少;血小板消耗性减少;药物引起的血小板减少;同种免疫性血小板减少;妊娠期血小板减少;先天性血小板减少以及假性血小板减少。

（二）诊断 ITP 的特殊实验室检查

（1）血小板糖蛋白特异性自身抗体:这种抗体在介导免疫性血小板减少症中具有较高的特异性,可用于区分免疫性和非免疫性血小板减少,但不能区分原发和继发免疫性血小板减少。

（2）血清血小板生成素(thrombopoietin, TPO)水平测定:该检查有助于鉴别 ITP（TPO 水平正常）和骨髓衰竭性疾病（TPO 水平升高）。

 治疗与管理

1. 糖皮质激素　ITP 的一线治疗药物。常用的有泼尼松和地塞米松。它们通过抑制免疫系统，减少对血小板的破坏，从而提高血小板数量。

2. 免疫球蛋白　静脉注射免疫球蛋白可迅速提高血小板数量。它适用于那些对糖皮质激素不耐受或有禁忌证的患者，以及需要紧急治疗的情况。

3. 促血小板生成药物　包括重组人血小板生成素、艾曲泊帕等。此类药物于 1~2 周起效，有效率可达 60% 以上，停药后多不能维持疗效，需进行个体化维持治疗。

4. 免疫抑制剂　对于糖皮质激素治疗无效的患者，可以考虑使用免疫抑制剂，如环磷酰胺、长春新碱等。这些药物可抑制免疫系统的活动，减少对血小板的破坏。

5. 脾切除术　适用于糖皮质激素正规治疗无效、泼尼松安全剂量不能维持疗效及存在糖皮质激素应用禁忌证的患者。需由医生严格把握指征。

在治疗过程中，需密切监测血小板数量和出血情况，以调整治疗方案。同时，患者应避免服用可能导致血小板减少的药物，保持良好的生活习惯和饮食，定期复诊，避免出现严重的出血事件。

 预防

（一）健康的生活方式

1. 均衡饮食　保持饮食均衡，摄入足够的营养，特别是富含维生素和矿物质的食物，如水果、蔬菜、全谷物和瘦肉。

2. 适度运动　定期进行适度的体育锻炼，如散步、慢跑或游泳，有助于增强免疫系统功能。

3. 充足睡眠　保证每天有足够的睡眠时间，睡眠对维持健康的免疫系统至关重要。

（二）避免感染

1. 疫苗接种　按时接种疫苗，如流感疫苗、肺炎疫苗等，预防感染性疾病，这对免疫功能异常的人尤为重要。

2. 良好卫生习惯　勤洗手，避免与患有传染病的人密切接触，尤其是在流感高发季节。

3. 谨慎使用药物和减少化学物质暴露 避免随意使用药物,尤其是某些可能引发血小板减少的药物,如某些抗生素、非甾体抗炎药等,使用前请咨询医生。避免接触有毒化学物质,如苯和其他溶剂。这些物质可能对骨髓和免疫系统产生不良影响。

4. 定期体检 即使没有明显症状,也应定期进行健康检查,特别是血常规检查,早期发现血液系统的异常。如果有任何健康问题或疑虑,及时咨询医生,获取专业建议。

5. 了解自身健康状况 了解家族中是否有类似的出血性疾病或其他免疫性疾病,有助于早期预防和管理。如果出现不明原因的出血、瘀斑或其他异常症状,应及时就医,进行详细检查。

6. 心理健康 保持积极的心态,减少压力。长期的精神压力可能会影响免疫系统的正常功能。与家人、朋友和专业人士保持良好的沟通,获得情感支持,帮助应对生活中的压力和挑战。

预防原发免疫性血小板减少症需要从日常生活中的细节入手,通过健康生活方式、避免感染、谨慎用药、减少化学物质暴露、定期体检和关注心理健康等措施,可以有效降低发病风险。希望大家能够关注自身健康,采取积极的预防措施,远离疾病的困扰。定期体检和及时就医。

七 研究进展

(一)病因研究

1. 免疫机制 最新研究揭示了ITP的复杂免疫机制。研究发现,B细胞和T细胞的异常反应在疾病发展中起重要作用。自身抗体(如抗GPⅡb/Ⅲa抗体)与血小板表面抗原结合,引发血小板破坏。此外,T细胞介导的细胞毒性作用也被认为是血小板减少的重要原因。

2. 遗传因素 基因组研究表明,某些基因变异可能增加个体患ITP的风险。例如,*HLA-DRB1 * 04*等被发现与ITP的发生有关。这些发现为进一步理解疾病的遗传背景提供了线索。

(二)诊断进展

1. 生物标志物 新的生物标志物正在被研究用于ITP的诊断和疾病活动性的监测。例如,血清中的自身抗体水平、细胞因子(如IL-10和TNF-α)水平以及外泌体中的 miRNA 都被认为具有潜在的诊断价值。

2. 影像学技术　高分辨率的影像学技术,如高频超声和 MRI,被用于评估骨髓中的血小板生成情况。这些技术提供了更准确的病情评估手段,有助于制订个体化治疗方案。

（三）治疗进展

1. 靶向治疗　靶向治疗是 ITP 研究中的一大热点。新型药物如 BTK 抑制剂（如依鲁替尼）通过抑制 B 细胞受体信号通路,减少自身抗体的产生,显示出良好的疗效。此外,FcRn 拮抗剂（如瑞扎布鲁替尼）通过减少抗体的半衰期,降低抗体介导的血小板破坏。其确切疗效,仍需进一步研究证实。

2. TPO 受体激动剂　第二代 TPO 受体激动剂（如艾曲泊帕和罗米司亭）已经成为 ITP 治疗的重要手段。这些药物通过刺激血小板生成,有效提高了患者的血小板计数,减少了出血风险。

3. 基因治疗　虽然基因治疗在 ITP 中的应用还处于早期阶段,但类似基因编辑等技术为未来的治疗提供了新的方向。这些技术有望通过修复或调控相关基因,达到根治 ITP 的目的。

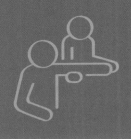

第六章 内分泌系统与代谢性疾病

第一节 甲状腺功能异常

/ 案例分析 /

王女士,27岁。1个月前无明显诱因地开始出现心悸、怕热、多汗等症状,伴随易饥、多食和大便次数增多至每天2～3次。她的情绪波动较大,最近经常因为一些小事经常与家人争吵。频繁感到心慌的她决定到医院就诊。

医生在体格检查中发现,王女士皮肤温暖潮湿,甲状腺Ⅱ度弥漫肿大,质软无压痛,未触及结节,双上极可闻及血管杂音。双手平举时有细微震颤。初步检查包括心电图、血常规和生化全套检查。心电图结果提示心动过速,血常规和生化全套检查结果基本正常。

进一步的甲状腺功能检查显示,王女士三碘甲状腺原氨酸(3,5,3′-triiodothyronine,T3)和甲状腺素(thyroxine,T4)显著升高,促甲状腺激素(thyroid stimulating hormone,TSH)显著降低,提示甲状腺功能亢进(具体数值:T3为5.2纳摩尔/升,T4为280纳摩尔/升,TSH为0.01毫国际单位/升)。甲状腺超声检查显示甲状腺弥漫性肿大,无明显结节或肿块。结合这些检查结果,医生确诊王女士为毒性弥漫性甲状腺肿(Graves病)。

根据病情,医生为她开具了抗甲状腺药物甲巯咪唑15毫克/天,以控制甲状腺激素的过度分泌。为了缓解心悸和心动过速,医生还开具了β受体阻滞剂普萘洛尔10毫克,每日三次。初期,王女士严格按照医生的建议服用这些药物,症状有所缓解,但并不显著。心悸和多汗症状有所减轻,但情绪波动依然明显。

经过几个月的药物治疗,王女士的甲状腺功能未能得到有效控制,医生决定为她进行放射性碘治疗。放射性碘(I^{131})通过口服后在甲状腺内聚集，破坏部分甲状腺组织，减少甲状腺激素的生成。治疗后，王女士的甲状腺功能逐渐恢复正常(治疗3个月后，T3为2.5纳摩尔/升，T4为120纳摩尔/升，TSH为0.3毫国际单位/升)，心悸、怕热、多汗等症状明显减轻。

在治疗过程中，医生建议王女士保持规律作息，避免过度劳累和精神紧张。同时，保持均衡饮食，避免高碘食物，如海带、紫菜等。考虑到她情绪波动较大，医生提供了心理支持，帮助她调整情绪，缓解压力。经过放射性碘治疗后的密切监测，医生发现王女士的甲状腺功能恢复较好，但仍需定期复查，以确保病情稳定。

治疗后王女士生活质量显著提高，情绪逐渐平稳，与家人的关系也得到了改善。她表示，治疗后的生活质量有了显著提高。王女士的案例提醒我们，甲状腺功能异常可能引发一系列症状，如心悸、怕热、多汗、易饥等。如果出现这些症状，应及时就医，进行详细检查和规范治疗，才能有效控制病情，提高生活质量。

 定义

甲状腺功能异常主要涉及甲状腺激素的生产不平衡，包括甲状腺功能亢进(甲亢)和甲状腺功能减退(甲减)两大类。

（一）甲状腺功能亢进

血液中T3和T4水平升高，而TSH水平降低。

（二）甲状腺功能减退

血液中甲状腺激素水平降低，而TSH水平升高。

 病因与风险因素

甲状腺功能异常的形成是多因素和多机制的结果，包括饮食、环境、遗传、免疫反应等。

（一）碘元素的摄入不合理

1. 碘过量　长期摄入过量的碘可能刺激甲状腺过度活跃，增加患甲亢的风险。过量的碘摄入可通过抑制甲状腺激素的合成与分泌短暂降低甲状腺激活，但长期则可能导致甲亢。

2. 碘缺乏　碘是甲状腺激素合成的必需元素，缺乏碘会导致甲状腺激素合成减少，从而引发甲减和甲状腺肿（地方性甲状腺肿）。

（二）感染因素

如感冒、肺炎和扁桃体炎等可通过激活身体的免疫反应，间接影响甲状腺功能。有些病毒感染可能直接侵犯甲状腺细胞，引起甲状腺炎，从而影响甲状腺功能。

（三）自身免疫反应

自身抗体攻击甲状腺组织，可能导致甲状腺组织破坏或功能亢进，甲状腺激素过多或过少地释放入血。

（四）精神心理因素

精神压力和情绪问题被认为能通过神经内分泌机制影响甲状腺功能，可能导致甲状腺激素水平的波动。

（五）生活方式

过度劳累和长期的身体或精神压力可以导致免疫功能紊乱，影响甲状腺功能。

（六）遗传因素

甲状腺疾病在家族中有明显的聚集性，特别是自身免疫性甲状腺疾病。具有甲亢家族史的个体发生甲亢的风险较高。

 三 临床表现

（一）甲状腺激素分泌过度症状

1. 全身表现

（1）怕热和多汗：由于新陈代谢增加，体温调节异常（图6-1）。

（2）乏力和体重减轻：即使食欲增加，体重也可能减轻，因为能量消耗的速度超过了能量摄入。

2. 消化系统　甲状腺激素过多导致肠道蠕动增快，表现为大便次数增多。

3. 心血管系统

（1）心悸，心跳加快，心律不齐：甲状腺激素直接作用于心脏，增加心脏负

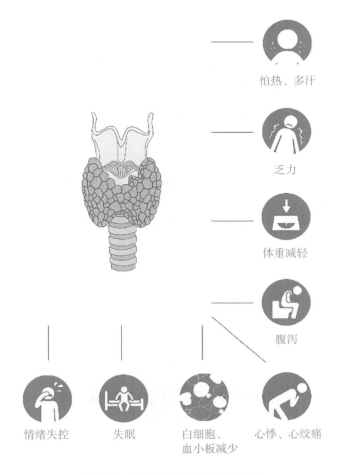

怕热、多汗

乏力

体重减轻

腹泻

情绪失控　　　失眠　　　白细胞、　　　心悸、心绞痛
　　　　　　　　　　　　血小板减少

图 6-1　甲状腺激素分泌过度症状

荷,可能导致心律不齐和其他心脏问题。

（2）心绞痛:甲亢患者心脏需氧量增加,但供氧可能不足。

4. *精神方面*

（1）情绪波动,焦虑不安,烦躁易怒:甲状腺激素水平的异常增加影响中枢神经系统,导致情绪和行为的改变。

（2）容易失眠:由于代谢率增加和神经系统的兴奋性增加所致。

5. *血液系统*　白细胞减少、血小板减少或贫血:可能由于甲状腺激素对骨髓造血细胞的抑制作用所致。

（二）甲状腺激素分泌不足的症状

1. 全身表现

（1）怕冷、皮肤干燥、发凉：因代谢率下降，导致体热产生减少。

（2）毛发稀疏、干枯：代谢减缓影响毛发生长。

（3）疲劳、嗜睡、记忆力差、智力减退、反应迟钝：大脑和神经系统对甲状腺激素反应减弱。

（4）轻度贫血：甲状腺激素不足可能影响造血功能。

（5）体重增加：代谢率下降，能量消耗减少，导致体重增加。

2. 特殊面容

（1）面色苍白蜡黄，面部水肿：甲状腺激素缺乏导致黏液性水肿。

（2）眼睑松弛，目光呆滞，表情淡漠：体内水分代谢不良和神经功能减缓。

（3）少言寡语，声音嘶哑：黏液性水肿影响声带和语言表达。

3. 心血管系统

（1）心脏输出量减少，血压降低：心脏收缩力和血管反应性减弱。

（2）心率缓慢，心音低弱，心脏扩大：心脏受损，反应性减弱。

4. 消化系统　食欲不振，便秘腹胀：肠道蠕动减缓。

5. 肌肉与关节系统

（1）肌肉收缩与松弛均缓慢延迟：代谢减慢影响肌肉活动。

（2）常感肌肉疼痛、僵硬：代谢废物积累，肌肉灵活性降低。

6. 骨质代谢　骨质代谢缓慢，骨形成与吸收均减少：甲状腺激素影响骨骼的生长和重塑。

7. 内分泌系统

（1）女性月经不调或闭经：甲状腺激素影响性激素平衡。

（2）可能与自身免疫性肾上腺皮质功能减退或糖尿病同时发生：自身免疫性疾病可能影响多个内分泌器官。

 四 **诊断**

（一）甲亢诊断标准

（1）高代谢症状和体征。

（2）甲状腺肿大。

（3）血清 T3 和 T4 水平升高，TSH 水平降低。

具备以上 3 项,并除外非甲亢性甲状腺毒症,甲亢诊断即可成立。注意部分不典型甲亢患者可以表现为单一系统首发突出症状,如心房颤动、腹泻、低钾性周期性麻痹等。淡漠型甲亢患者高代谢症状可以不明显。

（二）甲减的诊断标准

（1）甲减的症状和体征。

（2）血清 TSH 增高,总甲状腺素、游离甲状腺素降低,即可诊断原发性甲减。

（3）血清 TSH 增高,总甲状腺素、游离甲状腺素和总三碘甲状腺原氨酸、游离甲状腺素正常,为亚临床甲减。

（4）血清 TSH 减低或正常,总甲状腺素、游离甲状腺素降低,考虑中枢性甲减,需进一步寻找垂体和下丘脑的病变。

（5）如甲状腺过氧化物酶抗体和（或）甲状腺球蛋白抗体阳性,可考虑甲减的病因为自身免疫性甲状腺炎。

 五　治疗与管理

（一）甲状腺功能亢进

1. 抗甲状腺药物　如甲巯咪唑和丙基硫氧嘧啶,这些药物通过抑制甲状腺激素的合成来控制病情。

2. 放射性碘治疗　使用放射性碘 I^{131} 破坏过度活跃的甲状腺组织,适用于多次复发或对抗甲状腺药物反应不佳的患者。

3. 手术治疗　部分或全部切除甲状腺,通常适用于药物治疗无效、大型甲状腺肿或怀疑有恶性变的患者。

4. 低碘饮食　减少碘的摄入有助于降低甲状腺激素的产生。

（二）甲状腺功能减退

1. 甲状腺激素替代治疗　如口服左旋甲状腺素是甲减的标准治疗。这种合成激素可帮助患者恢复到正常的甲状腺激素水平,缓解症状并恢复正常的代谢功能。

2. 服药时间和禁忌　应在每天的同一时间服用,最好在早晨空腹时服用,以提高药物吸收。需要避免与铁剂、钙剂和食物同时服用,因为这些物质会影响药物的吸收。

六 预防

（一）健康心态和劳逸结合

1. 心理健康 情绪和压力管理对于防治甲状腺疾病尤为重要,因为情绪波动可能影响内分泌平衡。可通过冥想、瑜伽、听音乐等方式帮助缓解压力。

2. 适度运动 增加户外活动,如散步、慢跑、太极等,有助于改善身体代谢和增强免疫力。运动时要注意环境温度,避免过热或过冷,确保有足够的水分补给。

（二）适当运动

尤其是老年人和有慢性疾病的患者,应该根据个人的身体状况选择合适的运动强度。过度的剧烈运动可能导致身体机能紧张,从而影响甲状腺激素的平衡。

（三）饮食管理

1. 平衡碘摄入 碘是甲状腺激素合成的关键元素,过多或过少都会影响甲状腺功能。建议通过食物或碘化食盐合理调控碘的摄入量。

2. 多吃富含抗氧化剂的食物 如新鲜蔬菜和水果,可以帮助减轻氧化压力,从而对抗自身免疫反应的影响。

（四）定期检查

1. 甲状腺功能测试 通过血液检测评估甲状腺激素水平和抗体状态,定期监测有助于早期发现功能异常或结构改变。

2. 甲状腺超声 对甲状腺形态的非侵入性评估,可以发现结节或其他结构异常。

七 研究进展

（一）甲状腺功能亢进

1. 病因研究

（1）自身免疫机制:甲状腺功能亢进,尤其是 Graves 病,与自身免疫反应密切相关。研究发现,促甲状腺激素受体抗体在疾病发病机制中起关键作用。最新研究揭示了更多关于 TRAb 生成和调控的分子机制,为新的治疗靶点提供了线索。

（2）环境因素：如吸烟、碘摄入过量和应激反应，也被认为与甲状腺功能亢进的发病有关。研究人员正在探索这些因素与基因易感性之间的相互作用。

2. 诊断进展

（1）新型影像学技术：高分辨率超声和甲状腺特异性 PET－CT 等新型影像学技术，提高了甲状腺结节和功能异常的诊断准确性。这些技术帮助临床医生更准确地评估病情，制订个性化治疗方案。

（2）生物标志物：研究正在寻找新的生物标志物，以提高甲状腺功能亢进的早期诊断能力。例如，血清中某些细胞因子和自体抗体的水平变化可能预示疾病的发生和进展。

3. 治疗进展

（1）靶向治疗：针对 TSH 受体抗体和其他相关通路的新型靶向药物正在研发中。例如，抑制 TRAb 产生的药物显示出良好的临床效果，减少了疾病复发的风险。

（2）免疫调节治疗：研究正在探索使用免疫调节剂来治疗 Graves 病，以更好地控制免疫反应，减轻疾病症状。

（二）甲状腺功能减退

1. 病因研究

（1）遗传因素：甲状腺功能减退（hypothyroidism）的一些类型，如桥本甲状腺炎，与遗传易感性有关。最新的基因组研究发现了多个与甲状腺功能减退相关的易感基因，如 $HLA-DR3$ 和 $CTLA-4$。

（2）环境因素：碘摄入不足、某些药物（如锂剂）和放射暴露是甲状腺功能减退的重要环境诱因。研究人员正在探索这些因素如何通过改变基因表达和免疫反应影响甲状腺功能。

2. 诊断进展

（1）新型检测方法：除了传统的血清 TSH 和甲状腺激素（T4、T3）检测外，新型检测方法如甲状腺自身抗体，如甲状腺过氧化物酶抗体的测定，能帮助更早地诊断和监测甲状腺功能减退。

（2）影像学技术：最新的影像学技术如高频超声和 MRI，可以更清晰地显示甲状腺的结构变化，有助于早期发现甲状腺炎症和纤维化。

3. 治疗进展

（1）个性化替代疗法：甲状腺功能减退的主要治疗方法是甲状腺激素替代

疗法。研究表明，根据患者的基因背景、年龄和合并症状调整甲状腺激素的剂量，可以提高治疗效果，减少不良反应。

（2）新型药物：一些新型的合成甲状腺激素和调节药物正在临床试验中。这些药物设计用于更好地模拟自然甲状腺激素的作用，并具有更长的半衰期，减少了服药频率。

第二节 糖尿病

/ 案例分析 /

周女士，50岁。2个月前开始出现多食、多饮、多尿的症状，夜间排尿次数多达5~6次，同时体重迅速下降，从90千克减至80千克。她最近还感到口苦、口干，于是决定到医院就诊。

医生详细询问了周女士的病史和症状。她提到父亲有糖尿病病史，这引起了医生的注意。血糖检查结果显示，周女士的空腹血糖为11.5毫摩尔/升，餐后2小时血糖为18.3毫摩尔/升，糖化血红蛋白（HbA1c）为9.2%，这些数值都远高于正常范围。

为了进一步确认诊断，医生进行了口服葡萄糖耐量试验（oral glucose tolerance test，OGTT）。结果显示，周女士的空腹血糖为11.0毫摩尔/升，服糖后1小时血糖为19.5毫摩尔/升，2小时血糖为18.0毫摩尔/升。这些结果进一步证实了周女士患有糖尿病。

确诊后，医生立即为她制订了详细的治疗计划。首先，生活方式调整非常重要。医生建议周女士增加体力活动，每天进行30分钟的中等强度运动，如快走或骑自行车。同时，逐渐戒掉不健康的饮食习惯，避免高糖、高脂肪食物，多摄入蔬菜、水果和全谷物食物。

其次，在饮食控制方面，营养师为周女士制订了个性化的饮食计划，控制每日摄入的总热量和碳水化合物的比例，建议她少食多餐，避免血糖大幅波动。药物治疗方面，医生为她开具了口服降糖药，二甲双胍500毫克，每日2次，以帮助控制血糖水平。医生还嘱咐她定期监测血糖，并记录每日的血糖变化，以便及时调整治疗方案。

经过一段时间的治疗，周女士的症状明显改善，血糖水平逐渐趋于稳定。她的空腹血糖降至 7.5 毫摩尔/升，餐后 2 小时血糖为 11.0 毫摩尔/升，HbA1c 降至 7.5％。此外，多食、多饮、多尿症状明显减轻，夜间排尿次数减少至 2～3 次，体重也开始逐渐恢复。

在随访过程中，医生定期对周女士进行全面检查，包括血糖、HbA1c、血脂和肝/肾功能等指标。通过密切监测和及时调整治疗方案，周女士的病情得到了良好控制。医生还提供了心理支持，帮助她应对糖尿病带来的生活方式改变。

周女士的案例提醒我们，多食、多饮、多尿和体重迅速下降是糖尿病的常见症状。如果出现这些症状，应及时就医，进行详细检查和规范治疗，这样才能有效控制病情，提高生活质量。

一 定义

糖尿病是由遗传因素和环境因素、内分泌功能紊乱等各种因素共同作用导致胰岛分泌功能丧失（或减退）、胰岛素抵抗而引发的糖、蛋白质、脂肪、水和电解质等一系列代谢紊乱综合征。世界卫生组织及国际糖尿病联盟专家组将糖尿病分为 4 种类型：1 型糖尿病、2 型糖尿病、其他特殊类型糖尿病及妊娠糖尿病。

二 病因与风险因素

糖尿病是一种病因多样且复杂的疾病，其确切机制尚未完全明确。在人体中，胰腺的胰岛 β 细胞负责合成和分泌胰岛素，用于调节血糖水平。当这些细胞无法产生足够的胰岛素时，血糖水平会上升，长期高血糖可能导致多种并发症。

胰岛素分泌不足分为两种情况：绝对不足和相对不足。绝对不足指的是胰岛素的分泌量远远低于身体所需，这是 1 型糖尿病的主要原因。相对不足是指虽然胰岛素的分泌量并不少，但由于身体对胰岛素产生了抵抗，使得实际所需的胰岛素量无法得到满足，从而导致血糖升高。胰岛素抵抗是 2 型糖尿病的核心问题。表 6-1 概括了 4 种糖尿病的病因及临床特点。

表 6−1　糖尿病的病因分类

糖尿病类型	病因及临床特征
1型糖尿病	由于自身免疫介导的胰岛β细胞破坏使得胰岛素的绝对分泌不足,青少年多见,容易发生酮症酸中毒
2型糖尿病	以胰岛素抵抗为主伴胰岛素进行性分泌不足,或胰岛素进行性分泌不足为主伴或不伴胰岛素抵抗。好发于40岁以上的成年人,患者大部分超重或肥胖,很少自发酮症酸中毒。患者在疾病初期大多不需要胰岛素治疗
其他特殊类型糖尿病	(1) 青年人中的成年发病型糖尿病 (2) 线粒体基因突变糖尿病 (3) 糖皮质激素所致糖尿病
妊娠糖尿病	妊娠期初次发现的糖耐量减低(impaired glucose tolerance,IGT)或糖尿病,不包括原来已有糖尿病者

 临床表现

（一）1型糖尿病的临床表特征性症状

1. *发病初期*　患者可能会经历急剧的起病过程,伴随典型的"三多一少"症状,即多饮、多食、多尿以及体重的快速减轻。此外,部分患者可能会有剧烈的腹痛、恶心、呕吐等消化系统症状。

2. *发病中后期*　如果1型糖尿病患者在病程的10～15年中未得到有效治疗,他们可能会逐渐发展出多种慢性并发症。这些并发症包括糖尿病肾病、糖尿病视网膜病变、冠心病和脑血管病等,严重时可能导致生命危险。

（二）2型糖尿病的临床表现

（1）与1型糖尿病相比,其症状往往较为隐蔽。其典型症状同样包括"三多一少",即患者会有多饮、多食、多尿的现象,并可能出现体重下降或消瘦(图6−2)。

（2）许多2型糖尿病患者在早期可能没有明显症状,或者症状较为轻微,这使得疾病的早期诊断变得困难。

（3）由于代谢异常,2型糖尿病患者可能会感到乏力和易疲劳。

 诊断

（一）血糖测定

血糖值升高是诊断糖尿病的主要依据,也是判断糖尿病病情和控制情况的

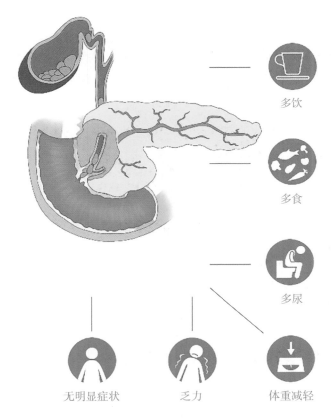

多饮

多食

多尿

无明显症状　　　乏力　　　体重减轻

图 6-2　2 型糖尿病的临床表现

主要指标。如表 6-2 所示,可根据血糖测定结果进行糖尿病的诊断及鉴别诊断。应注意单纯空腹血糖正常不能排除糖尿病的可能性,当血糖高于正常范围而又未达到糖尿病诊断标准时,须进行口服葡萄糖耐量试验(oral glucose tolerance test , OGTT)。应在未摄入任何热量的 8 小时后,清晨空腹进行,OGTT 的葡萄糖负荷量成人为 75 克,儿童 1.75 克/千克,总量不超过 75 克。

表 6-2　糖尿病诊断标准

项目	血　　糖
空腹血浆葡萄糖 (fasting plasma glucose, FPG)	3.9~6.0 毫摩尔/升:正常 6.1~6.9 毫摩尔/升:空腹血糖受损(impaired fasting glucose, IFG) ≥7.0 毫摩尔/升:糖尿病

（续表）

项目	血　糖
口服葡萄糖耐量试验	2 小时后：＜7.8 毫摩尔/升：正常 7.8～11.0 毫摩尔/升：IGT ≥11.1 毫摩尔/升：糖尿病，需另一天再次进行试验证实。
诊断标准	（1）典型糖尿病症状：烦渴、多饮、多尿、多食、不明原因体重下降，加上以下任何一项。 （2）随机静脉血糖≥11.1 毫摩尔/升，或 FPG≥7.0 毫摩尔/升，或 OGTT 中 2 小时≥11.1 毫摩尔/升或 HbA1c≥6.5％。 对于无典型糖尿病症状者，需改日复查确认。

（二）糖化血红蛋白和糖化血浆白蛋白测定

1. 糖化血红蛋白　　以 HbA1c 为主要测定指标，正常人 HbA1c 占血红蛋白总量的 3％～6％，与血糖升高的程度和持续时间相关，反映 2～3 个月的血糖水平。

2. 糖化血浆蛋白（主要为白蛋白）　　正常值为 1.7～2.8 毫摩尔/升，为糖尿病患者近期（2～3 周）病情监测的指标。

（三）注意相关细节要求

（1）糖尿病症状指多饮、多食、多尿和不明原因的体重下降。

（2）任意点血糖是不考虑上次用餐时间，一天中任意时间的血糖值。

（3）空腹状态指至少 8 小时没有进食热量。

（4）用于诊断标准的血糖指静脉血浆葡萄糖，毛细血管血糖不能用于诊断标准，只能用于血糖的自我监测。

（5）HbA1c 检测推荐在采用标准化检测方法且有严格质量控制的医疗机构检测。

（6）急性感染、创伤或其他应激情况下可出现暂时性血糖升高，不能以此时的血糖值诊断糖尿病，必须在清除应激情况后复查，再确定糖代谢状态。

（7）测定静脉血浆葡萄糖应尽可能 2 小时内分离血浆和送检，以减少葡萄糖酵解对测定值的影响。

五　治疗与管理

糖尿病的药物治疗与管理是一个综合性的过程，涉及多个方面的协同作用，通常被称为"五驾马车"，包括饮食控制、合理运动、血糖监测、疾病教育和药物治疗。

（一）糖尿病教育

确诊后，患者应立即接受全面的糖尿病教育。这包括了解疾病的自然进程、识别糖尿病的症状及并发症的预防和治疗、设定适合自己的治疗目标、学习个性化的生活方式和饮食规划、掌握规律运动的方法和运动处方、了解口服药物和胰岛素治疗的知识，以及如何应对低血糖等紧急情况。教育不仅限于患者，还应包括家庭成员，以确保他们能够提供必要的支持和帮助。

（二）运动治疗

规律的体育活动能够显著提高胰岛素敏感性，帮助控制血糖水平，降低心血管风险，并有助于体重管理。推荐的运动形式主要是有氧运动，如快走、慢跑、爬楼、跳绳、打球、游泳和骑自行车等。建议运动频率是每周至少 5 天，每次持续30 分钟。运动强度应根据个人的体能和健康状况进行调整，避免过度或剧烈的运动，以免造成不必要的身体负担。

（三）自我血糖监测

自我血糖监测是糖尿病管理的重要组成部分。对于使用胰岛素治疗的患者，在治疗初期应每日至少测量血糖 5 次，以调整治疗方案。一旦达到治疗目标，可以减少到每日 2～4 次监测。对于使用口服药物和生活方式干预的患者，血糖控制达标后，建议每周至少监测 2～4 次，以确保血糖水平保持在理想范围内。

（四）药物治疗

（1）1 型糖尿病患者需要依赖胰岛素治疗来维持生命。

（2）2 型糖尿病患者的治疗则更为灵活，可以根据病情的严重程度和个体差异选择二甲双胍作为首选药物，必要时可联合使用胰岛素和其他降糖药物。《中国 2 型糖尿病防治指南（2024 版）》推荐了多种降糖药物，包括二甲双胍、磺脲类药物、格列奈类药物、α-糖苷酶抑制剂、格列酮、二肽基肽酶-Ⅳ抑制剂、胰高血糖素样肽-1 受体激动剂和钠-葡萄糖共转运蛋白 2 抑制剂。医生会根据患者的具体情况和治疗反应，制订个性化的药物治疗方案。

（五）饮食治疗

合理饮食是控制糖尿病的基础。患者应控制总热量摄入，确保营养均衡。建议减少或避免高热量食物的摄入，如肥肉、全脂奶制品、椰子油和油炸食品等。同时，应增加膳食纤维的摄入，并选择低血糖指数的食物，以帮助稳定血糖水平。饮食计划应根据患者的生活习惯、口味偏好和营养需求进行个性化调整。

六 预防

有效预防糖尿病的关键在于早期识别和干预,这是阻止病情发展为 2 型糖尿病的重要措施。

(一)改善饮食习惯

减少高热量饮料和食物的摄入,如碳酸饮料、薯条等。同时,适量减少米饭、馒头等主食的摄入量,增加蔬菜的摄入,尤其是绿叶蔬菜,它们富含纤维和必要的营养素,有助于维持血糖稳定。

(二)增加体育活动

适量的运动对于提高身体对胰岛素的敏感性和控制体重至关重要。可以从轻度活动开始,如散步、慢骑自行车等,然后根据个人的体能和耐受性逐渐增加运动量和强度。

(三)管理慢性疾病

高血压和高脂血症等慢性疾病可能增加糖尿病的风险。因此,积极治疗和管理这些疾病对于预防糖尿病的发生非常重要。

(四)定期体检

定期进行血糖检测和其他相关健康检查,可以及时发现血糖水平的异常变化,从而及早采取预防措施。

(五)健康生活方式

保持健康的生活习惯,如充足的睡眠、避免吸烟和限制饮酒,都有助于降低糖尿病的风险。

(六)教育和意识提升

提高对糖尿病及其预防措施的认识,通过教育和社区活动增强公众的健康意识。

七 研究进展

(一)病因研究

1. 基因与环境交互作用　基因组学研究揭示了多种与 2 型糖尿病相关的基因变异。这些基因变异影响胰岛素的分泌和作用。此外,研究发现环境因素如饮食、运动和生活方式与基因之间的复杂交互作用是 2 型糖尿病发病的关键。

2. 肠道菌群　越来越多的研究表明,肠道菌群在 2 型糖尿病的发生和发展中起重要作用。某些肠道菌群失调可能导致胰岛素抵抗和慢性炎症,从而增加 2 型糖尿病的风险。改善肠道菌群平衡的干预措施,如益生菌和饮食调整,正在成为研究热点。

（二）诊断进展

1. 早期检测技术　新型生物标志物和影像技术正在提高 2 型糖尿病的早期检测能力。例如,通过检测血液中的特定蛋白质和代谢产物,可以更早地识别糖尿病前期患者,从而采取预防措施。

2. 精准医学　基于个体基因组信息的精准医学正在用于 2 型糖尿病的诊断和治疗。通过了解患者的遗传背景和代谢特征,医生可以制订更加个性化的诊疗方案,提高治疗效果。

（三）治疗进展

1. 联合治疗　研究表明,多种药物联合使用,如 SGLT2 抑制剂和 GLP－1 受体激动剂的联合应用,可以更有效地控制血糖水平,并减少心血管事件的发生。

2. 新型胰岛素　超长效胰岛素和新型速效胰岛素正在研发中,这些胰岛素制剂可以提供更加平稳和灵活的血糖控制,减少低血糖风险。

3. 细胞治疗和再生医学　胰岛细胞移植和干细胞疗法正在成为 2 型糖尿病治疗的前沿领域。研究人员正在探索如何通过细胞工程和基因编辑技术,恢复或替代受损的胰岛细胞功能,从而实现糖尿病的根治。

第三节　血脂异常症

/ 案例分析 /

李先生,46 岁。3 个月前无明显诱因地开始出现乏力症状,偶尔还伴有头晕,注意力不集中和记忆力下降。此外,他还经常耳鸣,有时心悸、胸痛、胸闷憋气。由于工作需要,他经常应酬喝酒,日常饮食偏油腻,缺乏运动,近 3 个月体重增加了 5 千克。

　　医生详细询问了李先生的病史和症状。经过体格检查,医生发现李先生体型肥胖,肝、脾肿大,眼睑处有黄色瘤,双下肢轻度水肿。生化检查结果显示,李先生的甘油三酯水平为 4.2 毫摩尔/升(正常值应＜1.7 毫摩尔/升),总胆固醇为 7.8 毫摩尔/升(正常值应＜5.2 毫摩尔/升),低密度脂蛋白胆固醇为 4.9 毫摩尔/升(正常值应＜3.4 毫摩尔/升)。李先生的指标均明显高于正常范围,医生诊断为高脂血症。

　　确诊后,医生立即为李先生制订了详细的治疗计划。首先,调整生活方式至关重要。医生建议李先生增加体力活动,每天进行至少 30 分钟的中等强度运动,如快走或慢跑。同时,戒掉不健康的饮食习惯,减少高脂肪、高糖食物的摄入,多摄入蔬菜、水果和全谷物食物。

　　其次,在饮食控制方面,营养师为李先生制订了个性化的饮食计划,建议他少食多餐,控制每日摄入的总热量和脂肪比例,尤其是减少饱和脂肪和胆固醇的摄入。药物治疗方面,医生为他开具了他汀类药物——阿托伐他汀20 毫克,每日 1 次,以帮助降低胆固醇水平,嘱咐他定期监测血脂,并记录每日的饮食和活动情况,以便及时调整治疗方案。

　　经过一段时间的治疗,李先生的症状明显改善,血脂水平逐渐趋于稳定。他的甘油三酯降至 2.0 毫摩尔/升,总胆固醇降至 5.5 毫摩尔/升,低密度脂蛋白胆固醇降至 3.2 毫摩尔/升。乏力、头闷等症状减轻,注意力和记忆力有所恢复,体重也开始逐渐下降。

　　在随访过程中,医生定期对李先生进行全面检查,包括血脂、肝/肾功能等指标。通过密切监测和及时调整治疗方案,李先生的病情得到了控制。医生还提供了心理支持,帮助他应对生活方式的改变,并鼓励他坚持健康的生活习惯。

　　李先生的案例提醒我们,高脂血症常常与不健康的生活方式有关,如高脂肪饮食、缺乏运动和频繁饮酒等。如果出现乏力、头晕、心悸等症状,应及时就医,进行详细检查和规范治疗,才能有效控制病情,提高生活质量。

 定义

　　血脂异常是指血液中脂质成分的水平不符合正常范围,这可能包括脂质成分的增加或减少。血脂异常通常分为高脂血症和低脂血症两种类型,其中高脂血症较为普遍,指的是血液中的甘油三酯和(或)胆固醇水平超出正常范围。

（一）高脂血症分型

1. 高胆固醇血症　指血液中的胆固醇水平升高,尤其是低密度脂蛋白胆固醇的增加,这是动脉粥样硬化和心血管疾病的主要危险因素。

2. 高甘油三酯血症　指血液中的甘油三酯水平升高,可能与肥胖、不健康的饮食习惯、缺乏运动等因素有关。

3. 混合性高脂血症　指血液中的甘油三酯和胆固醇水平均升高,这种类型的血脂异常可能需要更复杂的管理策略。

（二）低脂血症

这是一种较为罕见的情况,指血液中的脂质成分水平低于正常范围。低脂血症可能与营养不良、某些遗传性疾病或肝脏问题有关。

 病因与风险因素

（一）血脂增高的原因

1. 继发性高脂血症　由其他疾病引起的血脂异常,可能的疾病包括:肥胖、糖尿病肾病综合征、甲状腺功能减退、肾功能衰竭、肝脏疾病、系统性红斑狼疮、骨髓瘤、多囊卵巢综合征,以及其他一些疾病状态。某些药物,如利尿剂、非心脏选择性 β 受体阻滞剂、糖皮质激素等,也可能引起血脂异常。

2. 原发性高脂血症　通常与遗传有关,家族性高脂血症是其典型代表。不良饮食习惯(高胆固醇饮食、高饱和脂肪酸饮食、高能量饮食等)、缺乏运动、肥胖、吸烟饮酒以及年龄增加等是高脂血症的高危风险因素。

（二）血脂降低的原因

1. 摄入不足　长期过度控制饮食或吸收不良导致血脂摄入不足以满足身体需求。

2. 疾病因素　严重肝脏疾病(如肝硬化、急性重型肝炎)、甲状腺功能亢进、贫血、营养不良、恶性肿瘤等都可能导致血脂水平降低。

3. 药物因素　使用某些药物,如降脂药物、甲状腺激素、雌激素等,可能会影响血脂水平。

临床表现

高脂血症是一种常见的血脂代谢紊乱,通常不会引起明显的不适症状,因此大多数患者在因其他疾病就诊或进行常规体检时才被发现。然而,高脂血症是动脉粥样硬化的主要危险因素之一,长期未控制的血脂异常可能导致严重的血管并发症。

(一)高脂血症典型临床表现

1. 黄色瘤 局部脂质沉积形成的黄色瘤,常见于眼睑周围,颜色可能为黄色、橘黄色或棕红色,质地较软。这是高胆固醇血症的典型表现,尤其是在家族性高胆固醇血症患者中更为常见。

2. 早发性角膜环 这种病变通常发生在 40 岁以下的人群中,位于角膜外缘,呈灰白色或白色。由脂质在角膜沉积所致。

3. 眼底改变 在严重高甘油三酯血症患者中,可能会出现眼底血管的改变。

4. 动脉粥样硬化 是血脂异常最常见也是最危险的危害之一,会引发多种并发症。动脉粥样硬化可以发生在身体的多个部位,导致相应部位的缺血表现,如下所示。

(1)冠状动脉:心绞痛、心肌梗死、心律失常。

(2)脑动脉:脑缺血、短暂性脑缺血发作、脑萎缩、脑血栓、脑出血。

(3)肾动脉:夜尿增多、顽固性高血压、肾功能不全。

(4)肠系膜动脉:饱餐后腹痛、消化不良、便秘、肠壁坏死、便血、肠梗阻。

(5)下肢动脉:间歇性跛行、足背动脉搏动消失、组织坏死、坏疽。

(6)主动脉:主动脉夹层、主动脉瘤等可能致死的并发症。

(7)眼底动脉:眼底出血、失明。

5. 脂肪肝 血脂异常者发生脂肪肝的风险较高。如果不进行合理干预,脂肪肝可能进展为肝硬化,导致黄疸、腹水、食管-胃底静脉曲张等严重并发症。大量饮酒也会加剧脂肪肝的进展。

(二)低脂血症的临床表现

可能由多种因素引起,包括营养不良、某些疾病状态、药物不良反应等。低脂血症可能导致身体机能障碍,具体表现和潜在影响如下。

1. 营养不良 血脂是身体获取必需脂肪酸和脂溶性维生素的重要途径。血脂偏低可能导致这些营养素的缺乏,进而引发营养不良。

2. 身体机能障碍　营养不良可能导致多种身体机能问题,如头晕、头痛、乏力、恶心和呕吐等。这些症状可能影响日常生活和工作效率。

3. 免疫功能下降　脂质是维持免疫系统正常运作的关键成分。低脂血症可能导致免疫功能下降,使患者更容易感染疾病。

4. 生长发育受阻　在儿童和青少年中,血脂偏低可能影响正常的生长发育,导致生长迟缓或发育不良。

5. 器官功能受损　严重的低脂血症可能影响心脏、肝脏、肾脏等器官的功能。例如,心脏可能因缺乏必需脂肪酸而出现节律异常或心肌功能减退。

6. 神经系统问题　脂质对神经系统的健康至关重要。低脂血症可能导致神经系统功能障碍,表现为记忆力减退、注意力不集中、情绪波动等症状。

7. 皮肤和视力问题　某些脂溶性维生素对皮肤和视力有保护作用。低脂血症可能导致皮肤干燥、粗糙,以及夜盲症和视力减退等问题。

 诊断

根据空腹静脉血清检测指标将血脂异常分为 4 种,如下。

（1）高胆固醇血症(总胆固醇≥5.2 毫摩尔/升)。

（2）高甘油三酯血症(甘油三酯≥1.7 毫摩尔/升)。

（3）高低密度脂蛋白胆固醇血症(低密度脂蛋白胆固醇≥3.4 毫摩尔/升)。

（4）低高密度脂蛋白胆固醇血症(高密度脂蛋白胆固醇<1.0 毫摩尔/升)。

当上述血脂指标一项及以上异常则可诊断为血脂异常。

五　治疗与管理

血脂异常的药物治疗和非药物治疗手段是管理血脂水平的重要方法。

（一）药物治疗

1. 主要降低胆固醇的药物

（1）他汀类药物:这是目前最广泛使用的降脂药物,通过抑制羟甲基戊二酰辅酶 A 还原酶(HMG‐CoA 还原酶)来减少胆固醇的合成。他汀类药物不仅可以显著降低低密度脂蛋白胆固醇水平,还能降低心血管事件的风险。

（2）胆固醇吸收抑制剂:如依折麦布,通过抑制肠道内胆固醇的吸收来降低血浆胆固醇水平。

（3）普罗布考:通过增加胆固醇的代谢和排泄来降低血浆胆固醇水平。

（4）胆酸螯合剂：如考来烯胺，通过结合胆汁酸来促进其排泄，从而间接降低胆固醇的吸收和合成。

（5）其他调脂药：如脂必泰、多廿烷醇等，它们通过不同的机制对血脂水平产生影响。

2. 主要降低甘油三酯的药物

（1）贝特类药物：如非布司他，通过激活过氧化物酶体增殖物激活受体α受体来增强脂肪酸的氧化和降低甘油三酯水平。

（2）烟酸类：通过多种机制降低甘油三酯和低密度脂蛋白胆固醇水平，提高高密度脂蛋白胆固醇水平。

对于混合性血脂异常的患者，可能需要联合使用以上药物来同时控制胆固醇和甘油三酯水平，具体用药要在医师指导下进行。

（二）非药物治疗手段

对于药物治疗无效或不适用的患者，尤其是家族性高胆固醇血症患者，医生可能会考虑以下非药物治疗手段。

1. 脂蛋白血浆置换　这是一种通过体外循环去除血液中低密度脂蛋白的方法，适用于严重的家族性高胆固醇血症患者。

2. 肝移植　对于某些极端情况，如家族性高胆固醇血症伴有严重的心血管疾病风险，肝移植可能是一种治疗选择。

3. 部分回肠旁路手术　通过改变肠道结构来减少胆固醇和脂肪酸的吸收。

4. 门腔静脉分流术　通过改变血液流动路径来降低门静脉压力，减少肝脏对脂质的吸收。

 六　预防

预防血脂异常是维护心血管健康的重要措施（图6-3）。

（一）合理膳食

1. 限制饱和脂肪酸和反式脂肪的摄入　减少高脂肉类、奶制品和加工食品的摄入。

2. 增加富含纤维的食物　新鲜水果、蔬菜、全谷物和薯类等食物有助于降低胆固醇水平。

3. 增加ω-3多不饱和脂肪酸的摄入　如深海鱼类（三文鱼、鲭鱼等），有助于降低甘油三酯水平。

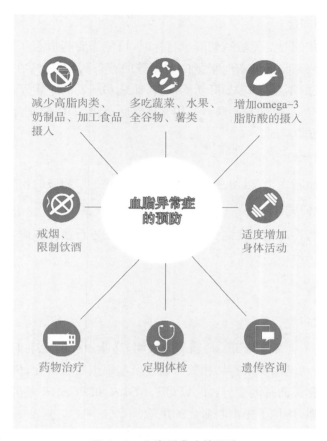

图 6-3　血脂异常症的预防

（二）戒烟和限制饮酒

1. 戒烟　可以减少心血管疾病的风险，避免烟草中的有害物质对血脂代谢的干扰。

2. 限制饮酒　尤其是避免过量饮酒，有助于减少脂肪肝和动脉粥样硬化的风险。

（三）适度增加身体活动

规律的体育活动可以提高高密度脂蛋白胆固醇水平，同时降低低密度脂蛋白胆固醇和甘油三酯水平。建议成年人每周至少进行 150 分钟的中等强度有氧运动，如快走、游泳或骑自行车。

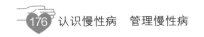

（四）药物治疗

当生活方式的改变无法达到降脂目标时，可能需要药物治疗。

他汀类药物是降低低密度脂蛋白胆固醇的首选药物，但应在医生指导下使用，并注意可能的不良反应，如肝功能损害、肌病和新发糖尿病等。

在某些情况下，可能需要联合使用其他降脂药物，如胆酸螯合剂、烟酸或 ω-3 多不饱和脂肪酸制剂。

（五）定期体检

定期检查血脂水平，以便及时发现血脂异常并采取相应的预防和治疗措施。

（六）遗传咨询

对于有家族性高脂血症病史的个体，可以考虑进行遗传咨询，了解自己的风险并采取预防措施。

 七　研究进展

（一）病因研究

1. 基因与环境交互作用　最新研究表明，高脂血症的发生不仅与饮食和生活方式有关，还与基因因素密切相关。通过全基因组关联研究，科学家发现了多种与血脂水平相关的基因变异，如 *APOE*、*LDLR* 和 *PCSK9* 基因。这些基因变异影响脂质代谢，增加了患高脂血症的风险。

2. 肠道菌群　越来越多的研究发现，肠道菌群在脂质代谢中起重要作用。某些肠道菌群失调可能导致胆固醇和甘油三酯水平升高。改善肠道菌群平衡的干预措施，如益生菌和膳食纤维补充，正在成为研究热点。

（二）诊断进展

1. 新型生物标志物　研究人员正在探索新的生物标志物，以提高高脂血症的早期诊断和风险评估能力。例如，血清中某些脂蛋白颗粒和脂肪酸的水平变化被认为与高脂血症的发生和发展密切相关。

2. 影像学技术　最新的影像学技术，如磁共振波谱分析和计算机断层扫描，可以更精确地评估体内脂肪分布和动脉硬化程度，帮助早期发现和管理高脂血症。

（三）治疗进展

1. PCSK9 抑制剂　PCSK9 抑制剂是一种新型降脂药物，通过抑制

PCSK9 蛋白的作用,增加低密度脂蛋白受体的数量,从而降低血液中的胆固醇水平。研究表明,PCSK9 抑制剂如阿利西尤单抗和依洛尤单抗等在降低低密度脂蛋白胆固醇方面具有显著效果,并减少了心血管事件的发生。

2. **靶向治疗**　靶向脂质代谢途径的新药正在研发中。例如,ANGPTL3 抑制剂和 APO-CIII 抑制剂通过调节脂质代谢相关蛋白的功能,可显著降低血脂水平。

第四节　骨质疏松症

/ 案例分析 /

　　李女士,53 岁。1 年前开始无明显原因地感到持续性的腰背酸痛,坐久了就更严重,疼痛弥漫而没有固定的压痛点,与季节和天气也没有关系。她还伴有双膝关节酸痛,活动后尤其明显,但休息后会缓解。由于平时缺乏体力活动,很少晒太阳,饮食不佳,睡眠也一般,她的健康状况逐渐恶化。李女士在 41 岁时绝经,此前月经稀少。

　　医生检查发现,李女士脊柱无畸形,活动也没有明显受限,但腰部有轻微的叩击痛。双下肢肌力和感觉正常,病理征阴性。考虑到她绝经较早,医生怀疑她存在骨骼脱钙的问题,于是进一步安排了骨密度检查。结果显示,李女士的骨密度显著降低。性激素六项检查结果表明她的雌激素水平非常低,促性腺激素偏高。骨代谢指标提示维生素 D 水平下降,总 I 型胶原氨基端延长肽增高,β-胶原降解产物偏高,这表明她处于骨骼高转换状态。腰椎 CT 检查显示腰椎 3～4、腰椎 4～5 椎间盘膨出,腰椎骨质疏松及退行性变。综合各项检查结果,医生诊断李女士患有骨质疏松。

　　确诊后,医生为李女士制订了详细的治疗计划。首先,生活方式调整至关重要。医生建议她增加户外活动,每天晒太阳 20～30 分钟,以促进体内维生素 D 的合成。其次,建议她增加富含钙和维生素 D 的食物摄入,如牛奶、豆制品和深绿色蔬菜。医生还开具了钙剂和维生素 D 补充剂,以帮助提高骨密度。此外,医生为她开具了双膦酸盐类药物以减缓骨质流失,并建议她每年进行骨密度检测,以监测治疗效果。

治疗期间，李女士坚持每天进行适度的运动，如散步和轻度的负重锻炼。她的饮食结构也有所改善，增加了富含钙和维生素 D 的食物，并戒掉了碳酸饮料和过量的咖啡摄入。随着治疗的进行，李女士的腰背酸痛和膝关节酸痛症状逐渐缓解，整体健康状况有所改善。

在随访过程中，医生定期对李女士进行全面检查，包括骨密度、维生素 D 水平和骨代谢指标的监测。她的骨密度有所提高，腰椎和髋部的骨折风险显著降低。医生还提供了心理支持，帮助她应对疾病带来的生活方式改变和心理压力。

李女士的案例提醒我们，骨质疏松在早期常常没有明显症状，但久坐后腰背酸痛、双膝关节酸痛等症状可能是骨质疏松的早期信号。特别是女性在绝经后，由于雌激素水平下降，骨质流失加速，更容易患上骨质疏松。因此，如果出现类似症状，应及时就医，进行详细检查和规范治疗，以有效控制病情，提高生活质量。通过积极的生活方式调整和药物治疗，可以有效减缓骨质疏松的进展，提高患者的生活质量。

定义

骨质疏松症（osteoporosis，OP）是一种全身性代谢性骨病，其特征是骨量减少、骨微结构破坏，导致骨质变薄和骨脆性增加，从而易于发生骨折。随着生活水平的提高和人均寿命的延长，骨质疏松症已成为全球最常见的慢性疾病之一。这种疾病通常与年龄相关，特别是影响到中老年人的生活质量。

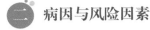 病因与风险因素

骨质疏松症的发生与多种因素相关，主要包括以下方面。

1. 年龄增长　随着年龄的增长，骨密度自然下降，尤其是女性在绝经后，骨密度下降速度加快。

2. 性激素水平下降　雌激素在女性体内有助于维持骨密度，绝经后雌激素水平下降，导致骨质疏松风险增加。

3. 遗传因素　家族中有骨质疏松症病史的人群，患病风险较高。

4. 营养不足　长期钙和维生素 D 摄入不足，影响骨骼健康。

5. 体重过低　体重指数过低的人群,骨质疏松风险较高。

6. 缺乏运动　缺乏适当的体重负荷和肌肉锻炼,骨骼无法得到足够的刺激以维持强度。

7. 吸烟和过量饮酒　这些不良生活习惯会损害骨骼健康。

8. 某些药物　长期使用类固醇等药物可能增加患骨质疏松的风险。

 临床表现

骨质疏松的典型症状包括如下(图6-4)。

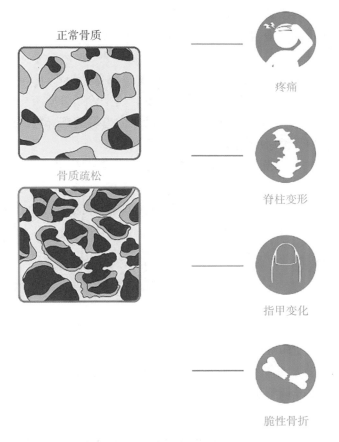

图6-4　骨质疏松的典型症状

1. 疼痛　骨质疏松症患者常感到腰背部或全身骨骼疼痛,这种疼痛通常在活动后加剧,可能影响日常活动和睡眠质量。

2. 脊柱变形　随着骨质疏松症的发展,椎骨可能因为缺乏足够的骨密度而塌陷,导致身高缩短和驼背,这不仅影响外观,还可能压迫胸腔,影响心肺功能。

3. 指甲变化　骨质疏松症可能影响全身的矿物质平衡,包括指甲的健康状况。指甲变得粗糙、易碎可能是矿物质缺乏的一个迹象。

4. 脆性骨折　指的是在没有明显外伤或轻微外伤(如跌倒、轻微碰撞)的情况下发生的骨折,常见于脊椎、髋部和前臂。这是骨质疏松症的一个关键指标。

四　诊断

骨质疏松症的诊断通常基于以下几个方面。

1. 病史和体检　医生会询问病史,包括疼痛情况、家族史、药物使用等,并进行体格检查。

2. 骨密度测量　通过双能 X 线吸收检测法(dual-energy X-ray absorptiometry,DXA)测量髋部和脊柱的骨密度。这是诊断骨质疏松症的金标准。

3. 实验室检查　血液和尿液检测可以评估患者的钙、磷、维生素 D 水平以及其他可能影响骨健康的生化指标。

4. 影像学检查　除了 DXA 检查,X 线、CT 或 MRI 也可以用来评估骨折情况和骨骼结构。

5. 评估骨折风险　通过骨折风险评估工具等,结合患者的临床风险因素和骨密度测量结果,评估未来骨折的风险。

五　治疗与管理

(一) 基础治疗

1. 调整生活方式　这是治疗骨质疏松症的第一步,包括营养、日照、运动、戒烟限酒和药物使用等。

2. 骨健康基本补充剂　钙和维生素 D 是维持骨骼健康的关键营养素,应根据年龄和个体差异调整摄入量。

(二) 药物治疗

1. 双膦酸盐类药物　这类药物通过抑制骨吸收来增加骨密度,适用于多种类型的骨质疏松症。

2. 降钙素　这类药物可以减少骨吸收,对疼痛有一定的缓解作用,适用于疼痛较为明显的患者。

3. 雌激素类药物　适用于围绝经期和绝经后女性,但需注意其潜在的副作用,如乳腺癌风险。

4. 甲状旁腺激素类似物　如特立帕肽,可以显著增加骨密度和降低骨折风险,但通常作为二线治疗。

5. 活性维生素 D 及其类似物　适用于维生素 D 缺乏的患者,但需注意剂量和监测血钙水平。

 六　预防

（一）补充钙元素

构建强健的骨骼需要充足的钙摄入。选择富含钙的食物,如:牛奶和奶制品（酸奶、奶酪）,海鱼（三文鱼、沙丁鱼）,虾皮和虾米,动物骨头汤,芝麻酱,豆类食品（如豆腐）,蛋类等,如果饮食中的钙摄入不足,可在医生指导下适当补充钙剂。

（二）适量补充维生素 D

维生素 D 帮助身体吸收钙质。食用富含维生素 D 的食物,包括鸡蛋黄、肝脏、某些鱼类（鲭鱼、大马哈鱼、金枪鱼）等。晒太阳可促进皮肤自然产生维生素 D。如有需要,可在医生建议下补充维生素 D。

（三）注意其他维生素、矿物质水平与合理营养

保持均衡饮食,多吃新鲜水果和蔬菜。注意蛋白质、盐分和咖啡因的摄入量,摄入过多可能影响骨质。

（四）加强锻炼

锻炼有助于提高骨密度和减少骨折风险。定期进行有氧运动和力量训练,如快走、慢跑、举重,每周运动至少 2.5 小时。

（五）戒烟与限酒

吸烟和过量饮酒都会损害骨骼健康,戒烟和限制饮酒对预防骨质疏松至关重要。

（六）预防跌倒

采取预防措施,如改善家中照明、移除松散的地毯等,以减少跌倒风险。

（七）定期体检

定期进行骨密度检测,尤其是对于高风险人群。

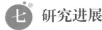 **研究进展**

（一）病因研究

通过基因组关联研究，科学家们发现了许多与骨质疏松症相关的基因变异。这些基因变异涉及骨代谢和骨矿密度调控，如 *RANKL*、*OPG* 和 *SOST* 基因的变异。这些发现帮助我们更好地理解骨质疏松症的遗传基础。

（二）诊断进展

高分辨率外周定量计算机断层扫描（HR‐pQCT）和磁共振成像等新型影像技术能够更准确地评估骨微结构和骨质量，帮助早期诊断骨质疏松症并预测骨折风险。

（三）治疗进展

1. *抗骨吸收药物*　双膦酸盐类药物（如阿仑膦酸钠）和 RANKL 抑制剂（如地舒单抗）在骨质疏松症的治疗中发挥重要作用。最新研究表明，这些药物不仅能够显著增加骨密度，还能有效降低骨折风险。

2. *促进骨形成药物*　新的促进骨形成的药物，如特立帕肽和罗莫珠单抗，通过模拟甲状旁腺激素和抑制骨硬化蛋白，促进骨形成和骨矿化。罗莫珠单抗作为一种新型双重作用药物，既能抑制骨吸收，又能促进骨形成，被认为是治疗骨质疏松症的重大突破。

3. *激素替代疗法*　激素替代疗法在绝经后女性中的应用依然是研究热点。最新的研究表明，选择性雌激素受体调节剂能够有效增加骨密度并降低脊柱骨折的风险。

4. *细胞治疗和基因治疗*　干细胞疗法和基因编辑技术正在骨质疏松症的研究中展现出潜力。利用干细胞来修复和再生受损的骨组织，以及通过基因编辑技术修复与骨质疏松症相关的基因突变，都是未来可能的治疗方向。

第七章 风湿性疾病

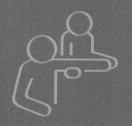

第一节 类风湿关节炎

| 案例分析 |

陈女士,45岁。自3年前开始出现多关节疼痛和肿胀,主要受累关节包括双手指近端和掌指关节、双腕、左踝及双膝关节。最初症状表现为手指和手腕关节疼痛,症状常在几个关节间游走,伴有晨僵感,严重时影响生活自理能力。陈女士前往医院就诊,医生检查发现她双手近端指间关节2、3、4、5及掌指关节1、2、3关节肿胀畸形,双腕肿胀疼痛,左腕关节活动受限,左踝关节肿胀压痛,双膝关节肿胀压痛,浮髌试验阳性,下蹲困难。实验室检查显示陈女士的血清类风湿因子(rheumatoid factor, RF)阳性、C反应蛋白升高、血沉升高。考虑到可能存在风湿免疫性疾病,经过进一步检查,最终确诊为类风湿关节炎。

治疗方面,陈女士接受了非甾体抗炎药联合抗风湿药物治疗。医生根据疾病活动度和临床表现选择了适当的药物方案,旨在减轻炎症、缓解疼痛,并防止关节损伤的进展。在治疗初始阶段,陈女士服用了适量的非甾体抗炎药,如布洛芬或美洛昔康,以减轻关节疼痛和炎症反应。随后,她开始使用抗风湿药物,以调节免疫系统活动,减少关节受累的炎症反应。

治疗期间,医生建议陈女士定期复诊,以监测疾病活动度和药物耐受性。在治疗初期,陈女士出现了消化不良等不适,医生及时进行调整和管理。此外,医生鼓励陈女士保持适度的身体活动,如散步和伸展运动,以维持关节的灵活性和肌肉的力量。

在治疗的3个月后,陈女士的症状显著改善,关节肿胀减轻,疼痛感明显减少,晨僵感也有所缓解。经过 6 个月的治疗,她的生活质量显著提高,能够进行日常生活和工作,关节功能也得到一定程度的恢复。

在随访过程中,医生仍建议陈女士定期复诊并对她全面评估,以监测病情变化和药物疗效。她继续按时服药,并遵循医生的生活建议,如避免过度劳累和保持良好的饮食习惯。通过综合治疗和持续的关注,陈女士的类风湿关节炎得到了有效控制,生活质量得到显著改善。

 定义

类风湿关节炎(rheumatoid arthritis,RA)是一种慢性、系统性的、以滑膜炎为病理基础并最终可能导致关节畸形的自身免疫疾病。该病通常以关节的慢性对称性炎症为主要特征,多数情况下会影响手腕、手指、脚踝和脚趾等小关节,但也可以累及大关节。除了关节受累外,类风湿关节炎还可能引起其他器官系统的受累,如心血管系统、肺部、眼睛等。

类风湿关节炎的主要特点如下。

1. 关节炎　持续对称性的关节炎是类风湿关节炎的主要表现,通常有晨僵、疼痛、肿胀、温度升高等症状。

2. 系统性病变　类风湿关节炎是一种系统性疾病,可能影响多个系统,如心血管系统、皮肤、眼睛、呼吸系统等。

3. 自身免疫性疾病　类风湿关节炎是自身免疫性疾病,即免疫系统攻击自身组织,导致炎症反应。

4. 关节损害　长期不治疗或不能有效控制,类风湿关节炎可能导致关节破坏、畸形,影响患者的关节功能和生活质量。

 病因和风险因素

引起类风湿关节炎的病因和风险因素包括如下。

(一) 遗传因素

遗传因素在类风湿关节炎的发病机制中起着重要作用。有家族史的人更容易患上类风湿关节炎。

（二）免疫系统异常

类风湿关节炎是一种自身免疫性疾病，免疫系统异常导致系统性炎症。

（三）环境因素

吸烟、病毒或细菌感染、暴露于有毒化学物质等环境因素可能诱发类风湿关节炎。

（四）性别和年龄

女性发生类风湿关节炎的概率比男性高，而且大多数患者的发病年龄在30～50 岁。

（五）肥胖

肥胖是患类风湿关节炎的一个独立危险因素，它会增加体重对关节的负荷。

三　临床表现

类风湿关节炎常见症状如下（图 7 - 1）。

1. 关节僵硬、疼痛　关节活动受限，特别是早晨或休息后，关节疼痛、肿胀、发热及红热等症状，通常呈对称性。

2. 疲劳　持续性疲劳和身体不适。

3. 关节畸形　长期不治疗或未有效控制时，可导致关节畸形，影响肢体功能。

4. 其他　可伴有全身性炎症反应，如食欲减退、体重下降等。

四　诊断

类风湿关节炎常见诊断方法如下。

1. 病史　包括症状的发生情况、持续时间、加重因素等。

2. 体格检查　医生会检查患者的关节活动度、肿胀程度等情况。

3. 实验室检查　常规血液检查包括检测 C 反应蛋白和自身免疫相关抗体等。

4. 关节腔积液检查　从受影响关节抽取液体进行检查，有助于诊断。

5. 影像学检查　X 线、CT、MRI 等影像学检查，评估关节损伤程度。

6. 诊断标准　依据美国风湿病学会的诊断标准，包括关节受累程度、炎症指标、实验室检查结果等进行诊断。

如果怀疑患有类风湿关节炎，应尽早到医院风湿科进行详细的检查和评估，确诊后即刻治疗以减缓疾病进展和缓解症状。早期诊断和积极治疗对于改善患

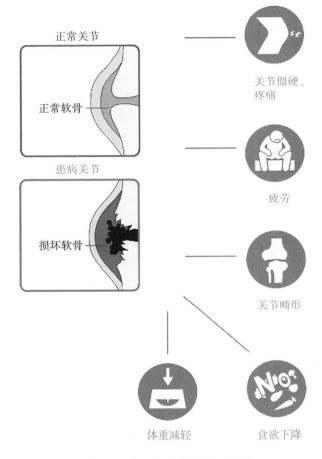

正常关节

正常软骨

患病关节

损坏软骨

关节僵硬、疼痛

疲劳

关节畸形

体重减轻

食欲下降

图 7-1 类风湿关节炎常见症状

者的生活质量和预防关节畸形非常重要。

 治疗和管理

　　类风湿关节炎的治疗药物主要包括：非甾体抗炎药、糖皮质激素、抗风湿药、生物制剂、小分子靶向治疗药物等。同时辅以康复训练、按摩、热敷等辅助治疗可以帮助提高关节活动度和缓解疼痛。需要定期复诊，评估疾病活动性并调整治疗方案。治疗过程中应避免自行停药。

　　在治疗类风湿关节炎时，需结合患者的病情严重程度、症状表现、个体差异等因素，制订合适的个性化治疗方案。

如果被诊断患有类风湿关节炎,医生会根据具体病情,制订个性化的治疗方案。患者需遵循医生的治疗计划,定期复诊、监测病情,根据病情变化及时调整治疗方案。此外,还应该保持适量运动、避免过度疲劳,注重均衡饮食和营养。

患有类风湿关节炎需要综合治疗和管理,关键是持之以恒地遵循医生的建议,并建立积极的生活方式和心态,以提高生活质量并减缓疾病。

 预防

虽然目前无法完全预防类风湿关节炎的发生,但可以采取一些措施来降低患病的风险和减缓疾病的进展,如:保持健康的生活方式、及时治疗感染、定期体检、适当锻炼,保持关节活动、注意关节保护。需要注意的是,这些措施并不能完全预防类风湿关节炎,但可以帮助降低患病风险。如果有类风湿关节炎的家族史或出现相关症状,建议及早就医进行诊断和治疗,以便尽早干预和控制疾病。

七　研究进展

类风湿关节炎是一个长期性自身免疫性疾病,近年来,在该领域有许多新的研究和进展,主要包括以下几个方面:生物制剂治疗、靶向治疗药物、新型抗炎治疗、针对病因的研究等。在防治类风湿关节炎方面,及早进行干预,配合医生的建议和个性化治疗,有望帮助患者取得更好的治疗效果。

第二节　系统性红斑狼疮

/ 案例分析 /

刘女士,38 岁。3 年前无明显诱因下出现双手皮疹,伴明显乏力,未重视,随后皮疹逐渐延及颜面,面部皮疹出现 1 个月后开始出现发热,最高体温 39 ℃,自行口服退热药后无明显缓解,为求诊治,就诊于皮肤科。经过医生详细地询问病史,并进行了仔细的体格检查、完善相关检查后,刘女士被诊断为系统性红斑狼疮,后转至风湿免疫科进行治疗。医生予以泼尼松、硫唑嘌呤、羟氯喹治疗后,刘女士颜面皮疹逐渐消退,并且体温恢复正常。病情平稳后出院,出院后一直规律服药,并定期复诊。

一　定义

系统性红斑狼疮(systemic lupus erythematosus，SLE)是一种主要由免疫系统异常激活,而攻击自身组织导致的慢性弥漫性结缔组织病。具体病因尚不明确,但可能与遗传、环境因素等因素有关。长期的阳光暴晒、特定药物使用、感染,以及口服雌激素均可能诱发系统性红斑狼疮。此病易发于育龄女性,尤其是20~40 岁的人群,女性发病率明显高于男性。SLE 通常以多系统损害为特点,可以影响皮肤、关节、肾脏、心脏、中枢神经系统等器官,症状和临床表现多种多样。

二　病因和风险因素

SLE 的确切病因目前尚未完全明确,但普遍认为是多种因素共同作用的结果,包括遗传、环境、激素和免疫系统等方面。以下是引起 SLE 的病因和可能的风险因素。

（一）遗传因素

遗传因素在 SLE 的发病中起着重要作用,有 SLE 的家族史者患病风险会增高。

（二）免疫系统异常

免疫系统功能失调是引发 SLE 的重要因素,患者免疫系统异常激活,导致自身免疫攻击正常组织。

（三）雌激素

雌激素可能与 SLE 的发病风险相关,女性患 SLE 的概率明显高于男性,尤其在生育年龄段。

（四）环境因素

研究表明,环境因素如紫外线暴露等可能与 SLE 的发病有关。

（五）药物因素

一些药物,如某些抗生素可能会诱发 SLE。

（六）感染因素

某些病毒、细菌感染可能与 SLE 的发病有关,因为感染可能会触发免疫系统异常激活。

（七）其他因素

其他可能的风险因素包括各种疾病诱导的自身免疫反应、慢性炎症等。

需要注意的是，以上因素可能会相互作用，形成复杂的疾病发病机制。对于 SLE 的发病机制还有许多未明确的地方，研究仍在进行中。

三 临床表现

SLE 是一种自身免疫性疾病，病情表现多种多样，涉及多个器官系统。其常见症状包括如下（图 7 - 2）。

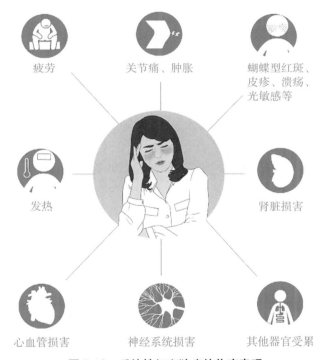

疲劳　关节痛、肿胀　蝴蝶型红斑、皮疹、溃疡、光敏感等　发热　肾脏损害　心血管损害　神经系统损害　其他器官受累

图 7 - 2　系统性红斑狼疮的临床表现

1. 疲劳　患者常感到持续疲劳、虚弱，即使休息也难以缓解。

2. 关节痛和肿胀　关节疼痛、关节肿胀、关节晨僵等关节炎症状，常呈对称性。

3. 皮肤症状　面部蝴蝶形红斑是系统性红斑狼疮的特征性皮肤表现，还可能出现皮疹、光敏感、溃疡等。

4. 发热　阶段性发热是 SLE 常见的症状之一,发热常跟炎症状态相关。

5. 肾脏损害　SLE 肾脏损害是其较严重的并发症之一,表现为尿蛋白、水肿等肾功能损害症状。

6. 心血管损害　心包炎、血管炎等心血管系统损害常见。

7. 神经系统损害　头痛、记忆力下降、神经痛、抑郁等神经系统症状。

8. 其他器官受累　SLE 还可影响肺部、消化系统、眼部等器官,引起呼吸困难、腹痛、视网膜病变等症状。

四　诊断

系统性红斑狼疮诊断方法如下。

1. 病史、症状及体征　病史及症状表现,包括持续的疲劳、关节疼痛、皮肤症状等。全面的体格检查,特别是关注皮肤、关节、肾脏等系统的症状表现。

2. 实验室检查　实验室检查包括抗核抗体、双链 DNA 抗体等自身免疫相关抗体,血常规、尿常规、肝肾功能等检查以评估器官损害情况。

3. 影像学检查　可进行 X 线、CT、MRI 等影像学检查,帮助评估器官损害程度。

4. 活检　部分情况下需要进行组织活检以明确病情诊断。

根据患者的病史、体格检查、实验室检查和影像检查结果,排除其他疾病诊断,明确系统性红斑狼疮的诊断。

五　治疗和管理

SLE 的治疗旨在减轻症状、控制炎症、保护器官功能,同时维持患者的生活质量。治疗方案应该是多学科综合治疗,包括药物治疗、生活方式管理和定期随访。常用药物有:非甾体类抗炎药、类固醇激素、免疫抑制剂、生物制剂等。此外,避免紫外线暴露,定期复诊,注意预防感染、防止生活中的一些诱发因素等也非常重要。

系统性红斑狼疮的治疗需要个性化,根据患者的具体情况和症状,由专业医生制订治疗方案。及时治疗、定期复诊和良好的自我管理对于控制病情的发展和维持患者生活质量至关重要。

如果被诊断患有 SLE,应遵循医生的治疗方案,按时服用药物,进行必要的检查。并且,定期复诊至关重要,通过检查和监测病情可以及早发现并处理疾病,防止恶化。此外,还要保持健康的生活方式,避免紫外线暴露等对疾病管理非常重要。

系统性红斑狼疮的治疗最重要的是患者和医生建立起良好的合作关系,积极参与自己的治疗和康复过程。系统性红斑狼疮是一种复杂的慢性疾病,需要全面的治疗和综合的管理。

 六　预防

由于该疾病的发病机制涉及多种因素,目前尚无绝对有效的方法可以完全预防 SLE 的发生。然而,通过一些健康的生活方式和注意事项,可以降低风险并减缓病情的发展。以下是一些有助于预防 SLE 的方法。

（一）日常防护

避免紫外线暴露,可采取措施如出门戴遮阳帽、太阳镜,涂抹防晒霜等,以减少光敏感导致红斑狼疮暴发的风险。

（二）健康饮食

保持均衡的饮食,注重摄入新鲜水果、蔬菜,避免高糖、高脂肪食物,有助于增强免疫系统功能。

（三）规律运动

适量的有氧运动可以促进血液循环、增强免疫系统功能,有助于预防各种疾病,包括自身免疫性疾病。

（四）定期体检

定期体检有助于及早发现潜在的健康问题,包括免疫系统异常等,早期干预可改善预后。

（五）遵医嘱定期复诊

对于高风险群体,如有家族性红斑狼疮病史等,应定期到医院进行检查和复诊,早发现、早治疗。

虽然无法完全预防系统性红斑狼疮的发生,但是通过健康的生活方式、定期体检和养成良好的自我管理习惯,可以降低患病风险并提高生活质量。如果有疑似症状或遗传背景,及时向医生咨询。

 七　研究进展

SLE 是一种复杂的自身免疫性疾病,近年来关于 SLE 的防治方面有了一些新的研究和进展。目前研究聚焦在：生物制剂治疗、精准医疗、细胞疗法、基因编辑技术、大数据分析等。随着科学技术和医学知识的不断发展，相信在未来会有更多有效的治疗方法和管理策略来应对这种疾病。

第三节　强直性脊柱炎

/ 案例分析 /

张先生，32岁，自述腰背酸痛已达5年，最近1周开始左下肢疼痛和麻木感加重。5年前，他因受凉导致腰部肌肉僵硬，症状逐渐加重，昼夜不停的不适感严重影响生活质量，但未引起足够重视。随着症状恶化，张先生决定去医院就诊。

详细的病史询问揭示了疼痛的性质、部位和持续时间，以及最近的病情变化。全面的体格检查发现张先生脊柱腰段活动受限，伴有轻度至中度的左侧弯。脊柱及骶骨关节的明显压痛反应和骨盆挤压与分离试验阳性结果，进一步支持了强直性脊柱炎的临床怀疑。

实验室检查结果显示张先生人白细胞抗原B27（HLA-B27）阳性、C反应蛋白水平升高，这些结果有力地支持了强直性脊柱炎的确诊。综合临床表现和实验室检查结果，医生最终确认了这一诊断，并制订了治疗方案。

张先生接受了双氯芬酸钠、甲氨蝶呤和沙利度胺的治疗。双氯芬酸钠作为非甾体抗炎药，用于缓解疼痛和减轻炎症反应，从而改善张先生的活动能力。甲氨蝶呤和沙利度胺作为疾病修饰抗风险药物，通过抑制免疫系统的过度活动，减少关节和骨骼的损伤，从而控制病情发展。

经过治疗，张先生的症状得到了显著缓解，疼痛减轻，关节活动度明显改善。病情稳定后，医生建议他继续按医嘱规范用药，并定期复查以评估疗效和病情进展。

张先生的案例充分体现了综合治疗在强直性脊柱炎管理中的重要性。通过药物治疗的有效管理，不仅能够显著改善患者的生活质量，还能减少长期并发症的发生，对于患者的长期健康和福祉具有重要意义。及时的临床干预和持续的病情监测,将有助于张先生维持稳定的疾病状态,并最大程度地减少对日常生活的影响。

 定义

强直性脊柱炎(ankylosing spondylitis,AS)是一种长期的、疼痛性的关节疾病,主要侵犯脊柱和骶髂关节,导致患者出现脊柱和骨盆僵硬、疼痛,严重时会引起脊柱变形和功能障碍。

 病因和风险因素

AS的病因尚未完全明确,但与遗传、免疫、环境等复杂因素有关。以下是引起强直性脊柱炎的可能病因和风险因素。

（一）遗传因素

遗传因素被认为是强直性脊柱炎发病的重要因素。大多数患者拥有 *HLA - B27* 基因,相对于没有这一基因的人群,携带 *HLA - B27* 基因的人更容易患上 AS。

（二）免疫系统异常

强直性脊柱炎被视为一种自身免疫疾病,即免疫系统异常攻击自身正常组织,导致炎症和损伤。

（三）环境因素

某些环境因素,如感染、吸烟、肠道微生态紊乱等,可能在 AS 的发病中起到一定作用。

（四）发病年龄和性别

AS 的发病年龄通常在 20～30 岁,男性患病率略高于女性。

（五）家族史

如果家族中有人患有 AS 或其他脊柱相关疾病,患者患强直性脊柱炎的风险会增加。

（六）感染因素

某些细菌感染(如大肠埃希菌等)和病毒感染也被认为可能与 AS 的发展

有关。

　　尽管以上因素可能增加患强直性脊柱炎的风险,但并非每个具有这些因素的人都会患上 AS。如有相关症状及风险因素,应尽早就医进行确诊和治疗。及早干预和治疗可以有助于减缓疾病的进展和提高生活质量。

三 临床表现

　　AS 是一种影响脊柱和骶髂关节的慢性炎症性疾病。其常见的临床表现包括如下(图 7 - 3)。

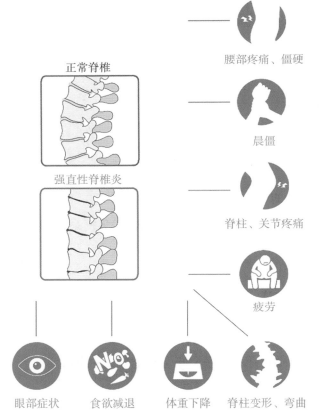

图 7 - 3　强直性脊柱炎的临床表现

　　1. 腰部疼痛和僵硬　症状最常见于腰背部,患者可能会感到持续的疼痛和僵硬,通常在早晨和夜间最为明显。

2. 晨僵　早晨起床时感到脊柱和骶髂关节僵硬,需要较长时间的活动才能得到缓解。

3. 脊柱和关节疼痛　疼痛可能向臀部、大腿和下肢放射,患者也可能感到脊柱和周围关节的疼痛。

4. 疲劳　患者可能感到持续的疲劳和体力不支,影响日常生活和工作。

5. 脊柱变形和弯曲　随着疾病的发展,脊柱可能逐渐出现向前弯曲、僵硬感,影响正常姿势和行走。

6. 眼部症状　部分患者可能出现眼部炎症症状,如虹膜炎、结膜炎等。

7. 其他　还可能伴有食欲减退、体重下降等非特异性症状。

四　诊断

强直性脊柱炎的诊断包括以下几个方面。

1. 病史和临床症状　医生将根据患者的病史和临床症状进行初步诊断。

2. 体格检查　医生会进行脊柱和骶髂关节的体格检查,检查活动度、疼痛程度和变形程度等。

3. 影像学检查　X线、MRI和CT扫描可用于显示关节炎症、骶骨融合、脊柱骨质增生等病变。

4. 实验室检查　常见血液检验包括C-反应蛋白和血沉,以及自身免疫相关抗体、肝/肾功能、$HLA-B27$基因检测等。

5. 骶髂关节X线检查　骶髂关节X线检查有助于诊断AS,特征性的骶髂关节炎症显示为小骶关节破坏、骶髂关节不规则等。

6. 其他检查　包括眼科检查等用于评估是否有其他器官受累的检查。

五　治疗和管理

AS是一种慢性的自身免疫性疾病,虽然目前无法治愈,但通过药物治疗和综合性管理可以有效缓解症状、减轻疼痛、控制炎症、维持关节功能以及提高生活质量。主要治疗药物有:非甾体抗炎药、抗风湿药物、生物制剂、激素治疗等。同时辅以物理治疗、运动,并保持饮食健康等。治疗期间患者需要定期复诊,监测病情发展,并根据需要调整治疗方案。

治疗强直性脊柱炎需要综合性的方法,患者应与医疗团队密切合作,根据个体情况选择合适的治疗方案,在医生的指导下进行药物治疗和管理,以达到最佳的疾病控制效果。

如果被确诊患有强直性脊柱炎,首要步骤是尽快就医,寻求风湿病专科医生的建议和治疗,确保获得正确的诊断和治疗方案。后续应严格遵循医生制订的治疗计划,定期复诊,接受医生的监测和评估,及时调整治疗方案以控制疾病进展,预防并发症。此外,还可参与物理治疗、康复运动和实施适当的锻炼方案,有助于保持关节活动度、增强肌肉力量和改善姿势。

强直性脊柱炎是一种需要长期管理的慢性疾病,通过与医疗团队密切合作,坚持治疗和生活方式管理,可以有效地控制疾病的发展,减轻症状,提高生活质量。

 六 预防

强直性脊柱炎(AS)是一种遗传和免疫相关的疾病,目前尚无确凿的预防方法可以完全避免发病。然而,有一些方法可以帮助减轻症状,如保持健康生活方式、注意体姿和坐姿、定期体检和早期干预、避免受伤和感染。如果有 AS 或类风湿等疾病的家族史,应及时就医进行筛查和定期随访。

 七 研究进展

强直性脊柱炎(AS)是一个持续受到研究和关注的疾病,科学界不断致力于寻找更有效的预防和治疗方法。近期研究聚焦在细胞治疗、生物制剂、免疫调节治疗、肠道微生态研究、基因治疗研究、疫苗研究等方面。这些不断涌现的研究和进展,为强直性脊柱炎的防治提供了新的思路和希望。然而,具体治疗方案仍需根据个体情况和最新的临床指南制订,患者应与医疗团队密切合作,积极参与治疗计划和监测。

第四节 痛风与高尿酸血症

/ 案例分析 /

李先生,47 岁,自述 3 年前开始出现手指和足趾关节肿痛,尤其在夜间疼痛加剧,右手指关节出现持续的僵硬和破溃现象已达 2 年之久。他经常饮酒,工作繁忙时常忽略了脚趾肿痛的不适,直到最近一周再次饮酒后,脚趾肿痛的症状急剧恶化,即使口服镇痛药也未能明显缓解疼痛。李先生决定就医求治。

医生详细询问了他的病史,尤其是饮酒频率和疼痛发作的频率。进一步的化验检查结果显示李先生的尿酸水平显著升高,结合临床症状和检查结果,确诊为痛风。痛风是一种因体内尿酸积聚而引起的代谢性疾病,常表现为关节急性炎症反应,尤其是手指和脚趾的关节。除了关节痛外,还可能伴有尿酸肾结石等并发症。

针对痛风的治疗方案包括降低血尿酸水平的药物治疗,以及控制炎症和疼痛的药物。李先生接受了降尿酸药物治疗,同时服用抗炎药物和镇痛药物,病情得到了显著的缓解。治疗期间,医生强调他需要坚持按时服药,建议他戒酒,并改善饮食习惯,尤其是限制高嘌呤食物的摄入,以减少尿酸的生成和积聚。

随着治疗的进行,李先生的症状逐渐减轻,关节疼痛和肿胀得到了有效的控制。病情稳定后,他在医生的指导下出院,并继续遵循医嘱服药。医生建议他定期复诊,以监测尿酸水平和病情进展,确保治疗效果的持续性和稳定性。

通过这一病例,我们深刻认识到痛风的早期诊断和积极治疗对于预防并发症的发生和提高患者生活质量至关重要。患者的自我管理和生活方式改变同样重要,包括戒酒、合理饮食以及遵医嘱定期复诊,这些都可以有效控制病情,提升患者的整体健康水平。

 定义

痛风是一种代谢性疾病,由于体内尿酸水平升高而导致尿酸盐在关节和周围组织中沉积,引起急性炎症反应。经常性的急性关节痛,以及关节周围的红、肿、热、痛和功能障碍等情况是痛风的典型症状。疾病反复发作后可以导致慢性关节病变,最后将改变关节形态并限制关节活动。

高尿酸血症是一种代谢性疾病,指的是血液中尿酸水平高于正常水平的情况。尿酸是人体代谢嘌呤过程中产生的代谢物,在正常情况下会通过肾脏排出体外。当尿酸生成过多或排泄减少时,就会导致尿酸在血液中积聚,引起高尿酸血症。

 病因和风险因素

痛风和高尿酸血症的病因和风险因素通常与尿酸代谢失调有关。以下是引起痛风和高尿酸血症的主要病因和一些常见的风险因素。

（一）引起痛风和高尿酸血症的病因

1. 嘌呤代谢异常　嘌呤是尿酸的前体物质，当嘌呤代谢异常导致体内尿酸产生过多或排泄不畅时，就容易引起高尿酸血症和痛风。

2. 肾脏功能不全　肾脏是排泄体内尿酸的重要器官，肾脏功能不全会导致尿酸的排泄减少，进而造成高尿酸血症和痛风。

3. 遗传因素　部分人可能存在遗传性因素，使其更容易出现尿酸代谢异常，增加患痛风和高尿酸血症的风险。

4. 药物影响　一些药物，如利尿剂、抗生素、高血压药、阿司匹林等，可能干扰尿酸代谢，导致高尿酸血症。

（二）高尿酸血症和痛风的风险因素

1. 饮食因素　摄入过多高嘌呤食物（如肝、海鲜）、过量饮酒等，会增加尿酸的生成。

2. 肥胖　肥胖者由于脂肪组织代谢异常，尿酸合成增加，尿酸排泄下降，易导致高尿酸血症和痛风。

3. 生活方式　长期缺乏运动、作息不规律、情绪波动等不良生活方式也可能增加患痛风和高尿酸血症的风险。

4. 并发症　有糖尿病、高血压、疾病或手术引发的低代谢状态，容易诱发高尿酸血症和痛风。

5. 遗传因素　家族史中有痛风史或遗传性高尿酸血症，也可能增加个体的发病风险。

 临床表现

痛风和高尿酸血症有一些相似的症状，但也有一些特异性的表现。以下是痛风和高尿酸血症的常见症状及其诊断方法。

（一）痛风症状

1. 疼痛和肿胀　强烈的疼痛、红肿、热感是痛风的主要症状。

2. 发热、全身不适　有时痛风发作会伴随发热和全身不适等症状。

（二）高尿酸血症症状

1. 多数无症状　大多数高尿酸血症患者没有明显症状，常为偶然发现。

2. 并发症症状　若尿酸积聚导致痛风发作或尿路结石等并发症，会表现相应的症状。

 诊断

（一）痛风的诊断方法

1. 病史和体格检查　根据病史询问、症状了解和关节体征检查等，医生可以进行初步判断。

2. 尿酸检测　进行血液或尿液检测，血尿酸水平升高是痛风的主要实验室指标。

3. 关节穿刺　抽取关节液进行检测。

4. 影像学检查　可以通过 X 线、超声等检查方式观察关节结构。

（二）高尿酸血症的诊断方法

1. 尿酸检测　血液尿酸检测是诊断高尿酸血症的主要方法。

2. 尿液分析　可以分析尿液中尿酸浓度，辅助诊断高尿酸血症。

3. 影像学检查　如 X 线、超声等，帮助评估。

4. 病史和体格检查　医生会综合患者的整体情况进行评估和诊断。如果怀疑自己患有痛风或高尿酸血症，建议及时就医，获得明确的诊断。早期发现和治疗有助于有效管理病情，控制疾病的发展。

 治疗和管理

　　痛风和高尿酸血症的药物治疗和管理主要旨在降低尿酸水平、控制症状、预防并发症的发生和减轻疼痛。常用治疗药物有：非甾体抗炎药、糖皮质激素、秋水仙碱、降尿酸药物等。同时应该控制饮食、限制酒精摄入、减肥、增加运动等，有助于减少痛风发作。治疗期间需要定期复诊，调整用药方案，预防病情的加重。

　　请注意，药物治疗应在医生的指导下进行，根据个体情况和病情严重程度确定治疗方案。同时，生活方式管理和饮食调整是治疗痛风和高尿酸血症的重要一部分，有效控制病情，预防并发症发生。

如果确诊患有痛风和高尿酸血症，要先寻求专业医生的帮助和建议。根据医生的建议进行药物治疗，如降低尿酸药、镇痛药等。合理控制高嘌呤食物摄入，增加水果、蔬菜、全谷类食物的摄入。注意体重管理，控制肥胖，保持适度的运动。多喝水有助于促进尿液产生和排泄，有助于降低尿酸水平。定期检测尿酸水平和病情变化，定期复诊，调整治疗方案。

需要注意的是，一定要严格遵医嘱，按时规律服药，不擅自更改药物剂量或停药。如果有任何症状恶化或急性发作，应立即就医寻求帮助。

六　预防

要有效预防痛风和高尿酸血症，可以采取以下一些措施和建议（图7-4）。

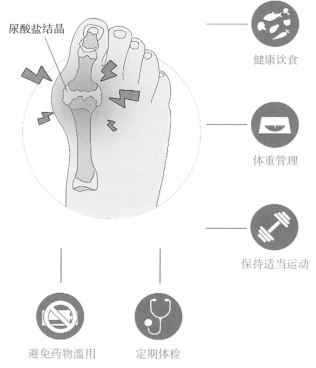

尿酸盐结晶

健康饮食

体重管理

保持适当运动

避免药物滥用　　定期体检

图7-4　痛风与高尿酸血症的预防

（一）健康饮食

限制高嘌呤食物摄入，如肝、肉类、海鲜等。增加水果、蔬菜、全谷类食物摄入。控制酒精摄入，尤其是啤酒和烈性酒。

（二）体重管理

保持健康的体重，避免肥胖。通过健康饮食和适度运动来维持体重。

（三）保持适当运动

定期参加适度的有氧运动，如散步、游泳、骑车等。保持适量活动可以帮助控制体重，还可以促进代谢。

（四）避免药物滥用

避免长期或不合理使用引发高尿酸血症的药物，如利尿剂、抗生素等。在医生指导下合理使用药物，遵医嘱服药。

（五）定期体检

定期检测尿酸血症和其他相关指标。如有家族病史或其他高风险因素，建议定期就医咨询和监测。如果出现相关症状或怀疑患有高尿酸血症或痛风，及时就医进行诊断和治疗。

七 研究进展

痛风和高尿酸血症是临床常见的疾病，近年来的研究和进展主要集中在以下几个方面：新型降尿酸药物的研发、靶向治疗研究、生物标志物的研究、影响因素的分析、遗传因素的研究、影响痛风发作的因素等。总的来说，痛风和高尿酸血症的治疗和管理正朝着个性化、综合化和精准化方向不断发展，相信未来会有更多的创新和进展，为患者提供更有效的治疗方案和预防策略。

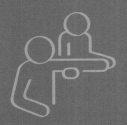

第八章　神经系统疾病

第一节　短暂性脑缺血发作

/ 案例分析 /

张先生,65 岁,有高血压病史 10 年,吸烟史 30 多年。最近,他频繁感到左侧肢体无力和麻木,每次发作时间持续几分钟到半小时不等,休息后能自行缓解。过去一周,症状的发作频率增加,每天多次发作,但没有头痛、呕吐或意识障碍等其他症状。

在医院,医生对张先生进行了详细的询问和全面的体格检查,神经系统检查未见明显异常,但血压偏高,心率正常。随后,医生安排了一系列辅助检查。头颅 MRI 未见明显异常,但颈动脉超声显示右侧颈动脉内中膜增厚,有斑块形成。脑电图也未见明显异常。

结合张先生的症状和检查结果,医生初步诊断为短暂性脑缺血发作伴右侧颈动脉狭窄。医生解释说,短暂性脑缺血发作是由于脑部短暂缺血引起的,会导致类似中风的症状,但通常不会造成永久性损伤。

为了预防未来可能发生的中风,医生为张先生制订了一套综合治疗方案。首先,开具了抗血小板药物阿司匹林,每日一次,以预防血栓形成。其次,调整了他的降压药物,目标是将血压控制在 130/80 毫米汞柱以下。此外,医生还开了阿托伐他汀,每日一次,用于降低血脂,稳定动脉粥样硬化斑块。

医生强烈建议张先生戒烟,并给出了详细的戒烟计划。饮食方面,建议他采用低盐、低脂饮食,多吃水果和蔬菜,限制红肉和加工食品的摄入。适量运动也是关键,医生建议他每天步行 30 分钟,以改善心血管健康。

为了确保治疗效果,医生安排了定期随访,监测张先生的血压、血脂及病情变化。每三个月复查一次颈动脉超声,以评估动脉粥样硬化斑块的变化。如果症状持续或加重,将考虑进一步的血管介入治疗,如颈动脉内膜剥脱术或支架植入术。

经过一段时间的治疗和生活方式调整,张先生的病情得到了较好的控制。他的短暂性脑缺血发作频率明显减少,左侧肢体无力和麻木的症状也大大缓解。通过坚持按时服药和健康的生活习惯,他的生活质量得到了显著提高。这个案例提醒我们,高血压和长期吸烟是心血管疾病的重要危险因素,早期筛查和综合管理对于预防严重并发症至关重要。定期随访和调整治疗方案,可以更好地帮助患者控制病情,减少发作次数,提高生活质量。对于短暂性脑缺血发作患者,及时诊断和治疗至关重要,同时需要关注危险因素的控制和康复训练的实施。

 定义

短暂性脑缺血发作(transient ischemic attack,TIA)是指历时短暂、反复发作的脑局部供血障碍,导致供血区局限性神经功能缺失症状。这种发作通常持续数分钟至 1 小时,最长不超过 24 小时,期间患者可能出现一侧肢体无力、语言障碍、视觉障碍等神经功能缺损症状。这些症状在 24 小时内会完全消失,不留任何后遗症。TIA 好发于 34～65 岁的人群,其中 65 岁以上人群占 25.3%,男性多于女性。发病常在体位改变、活动过度、颈部突然转动或屈伸等情况下发生,发病无先兆,且通常无意识障碍。

 病因和风险因素

(一)病因

1. 动脉粥样硬化 这是导致 TIA 最常见的原因之一。动脉粥样硬化会导致动脉壁的脂肪、胆固醇、钙和其他物质积聚,进而形成斑块,使动脉狭窄或阻塞,影响血液流动。

2. 微栓塞 栓子的来源主要包括颈内动脉不稳定粥样硬化斑块等。这些栓子可能随血液循环进入脑部,引发 TIA。

3. 脑血管痉挛 脑血管受到各种刺激,如动脉粥样硬化导致的血管腔狭窄,可能出现血管痉挛,从而引发脑缺血发作。

4. 血流动力学改变 如颈内动脉严重狭窄或闭塞,可能导致血压降低、血流量减少,进而引发 TIA。

（二）风险因素

1. 高血压 长期高血压会导致动脉粥样硬化,并使血管壁变得脆弱和易碎,容易发生血栓形成或破裂。

2. 高胆固醇 高胆固醇是增加动脉粥样硬化风险的另一个因素,会导致动脉壁中的脂肪积聚。

3. 糖尿病 这是一种慢性疾病,长期高血糖会损伤血管,增加动脉粥样硬化的风险。

4. 心血管疾病 如心房颤动等,可导致心脏和大脑之间的血管中形成凝块,进而引发 TIA。

5. 血液疾病 如血液过稠或凝血功能异常等,可能导致血栓形成。

6. 生活方式 个人的生活方式选择,特别是在饮食和日常活动方面,与 TIA 的发生密切相关。如肥胖、吸烟、酗酒以及不合理的饮食习惯(如高脂肪、高胆固醇、高热量饮食,过量进食等)都是风险因素。

7. 心理因素 如抑郁、焦虑、严重失眠等心理因素也可能增加 TIA 的风险。

 临床表现

（一）运动功能异常

1. 肢体无力 表现为一侧肢体或某些部位的肌肉力量减弱或丧失。

2. 协调障碍 表现为患者在进行某些动作时,动作显得不连贯或笨拙。

3. 肌肉僵硬 表现为肌肉的控制能力减弱。

（二）感觉功能异常

1. 视觉障碍 包括视野缺损、暂时性失明或视力模糊等。

2. 听觉障碍 表现为听力下降、耳鸣等症状。

3. 感觉障碍 可能涉及面部、手指或脚趾等部位的异常感觉,如麻木或刺痛。

（三）语言功能异常

患者可能出现语言障碍,如说话困难、话语含糊不清或无法理解他人的语言。还可能伴随着听力障碍和耳鸣等症状。

（四）认知功能异常

患者可能出现注意力不集中、记忆力下降、思维混乱等认知方面的症状。

（五）平衡和眩晕

眩晕是 TIA 的常见症状，患者可能感到站立不稳或失衡。

（六）情绪和心理方面

患者可能出现焦虑、抑郁、情绪波动等情绪和心理方面的症状。

（七）其他症状

患者还可能出现头痛、呕吐、精神状态改变等其他非特异性症状。

 四　诊断

（一）症状与体征

TIA 的主要诊断依据是患者出现的神经系统症状，如一侧或双侧肢体活动不灵、言语不清、视物模糊或视物双影等。这些症状通常持续时间短暂，不超过 1 小时，最长也不会超过 24 小时。此外，这些症状在影像学检查中无法找到与临床症状相匹配的责任病灶。

（二）实验室检查

1. 血常规　检测血红蛋白、白细胞和血小板等指标，排除贫血、感染等血液相关疾病。

2. 凝血功能　检测凝血酶原时间、活化部分凝血活酶时间等，以评估凝血状态。

3. 血脂及血糖　检测总胆固醇、甘油三酯、低密度脂蛋白、高密度脂蛋白及血糖水平，评估心脑血管疾病的风险。

（三）心电图及心脏超声

1. 心电图　检查有无房颤、室早等心律失常，以及心脏电活动的异常情况。

2. 心脏超声　评估心脏结构、功能及瓣膜状态，排除心源性栓塞的可能性。

（四）影像学检查

1. 头颅 CT 或 MRI　排除脑梗死、脑出血等急性病变，并评估脑部结构和功能状态（图 8-1）。

2. 颈动脉超声及经颅多普勒　检查颈动脉及颅内血管有无狭窄、斑块或闭塞等病变。

3. 脑血管造影　对于疑似血管狭窄或闭塞的患者,可进行脑血管造影以明确诊断。

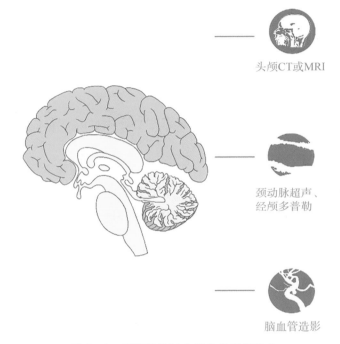

头颅CT或MRI

颈动脉超声、
经颅多普勒

脑血管造影

图 8-1　短暂性脑缺血发作的影像检查

（五）其他特殊检查

1. 动态心电图监测　长时间监测心脏电活动,捕捉阵发性心律失常等异常表现。

2. 血液凝血因子及蛋白检查　对于疑似凝血功能异常的患者,可进行相关凝血因子及蛋白的检查。

 治疗

TIA 的治疗主要包括以下几个方面。

1. 药物治疗　根据患者的具体情况,可能需要长期服用小剂量肠溶阿司匹林、氯吡格雷等抗血小板凝聚类药物,以防止血栓的形成。同时,为了防止血管痉挛和改善血液循环,也可能需要使用尼莫地平等药物。对于伴有房颤、风湿性二尖瓣病的患者,可能需要使用华法林进行抗凝治疗。

2. *手术治疗* 对于颈动脉有严重狭窄(超过 70%)的患者,可以考虑采用颈动脉内膜剥脱术或颈动脉支架成形术,以清除动脉粥样硬化斑块并恢复血管通畅。

 六 预防

(一)控制高危因素

高血压、糖尿病、高血脂等慢性疾病是 TIA 的主要危险因素。因此,应定期进行血压、血糖和血脂的检查,并根据医生的建议进行相应的治疗和控制。同时,戒烟限酒也是预防 TIA 的重要措施。

(二)合理饮食

饮食应以低盐、低脂、高蛋白、高维生素为主,多食用谷类、鱼类、新鲜蔬菜、水果、豆类、坚果等富含营养的食物。同时,要限制钠盐和动物油的摄入,避免辛辣、油炸食物和暴饮暴食。

(三)适当运动

规律性的有氧运动,如散步、慢跑、太极拳、游泳等,有助于改善心肺功能,促进血液循环,降低 TIA 发作的风险。运动时应掌握强度,循序渐进,每次 30~60 分钟,每日 1 次。

(四)保持良好的生活习惯

保持充足的睡眠,调整生物钟,使大脑适应有规律的时间分配。同时,保持乐观的心态,避免生气或郁郁寡欢,这些不良情绪都可能影响血压和脑血管的健康。

(五)定期体检

定期进行体检,及时发现并处理健康问题。对于已经诊断出 TIA 的患者,应在医生的指导下进行规范治疗,并按时服药。

除了上述措施外,对于特定人群,如中老年人或已经有过 TIA 发作的患者,更应重视预防与保健工作。同时,家属也应关注患者的身体状况,陪伴患者进行日常活动和外出,提供必要的支持和帮助。

七　研究进展

（1）预防策略：近年来，随着对 TIA 发病机制认识的深入，预防策略也更加注重个体化。除了传统的控制高血压、高血脂、糖尿病等危险因素外，还强调了戒烟、限酒、健康饮食等生活方式调整的重要性。同时，针对特定人群（如高龄、有家族史等）的预防措施也在不断探索中。

（2）诊断技术：在诊断方面，随着影像学技术的发展，如高分辨率 MRI 和 CT 技术的应用，医生能够更准确地识别 TIA 导致的微小梗死灶，从而提高诊断的准确性和敏感性。此外，基因检测等新技术的应用也有助于预测 TIA 的风险。

（3）治疗进展：在治疗方面，抗血小板药物仍然是 TIA 治疗的基础。近年来，新型抗血小板药物的研究也在不断进行，以期提供更有效、更安全的治疗选择。此外，对于存在严重血管狭窄的患者，血管内介入治疗（如颈动脉支架植入术）也成为一种有效的治疗手段。

（4）康复与随访：在康复与随访方面，越来越多的研究关注 TIA 患者的长期预后和生活质量。通过制订个性化的康复计划，结合心理干预和生活方式指导，帮助患者恢复功能并减少复发风险。同时，定期随访和监测危险因素的控制情况也是预防 TIA 复发的重要措施。

总之，TIA 的最新研究与进展涉及多个方面，包括预防、诊断、治疗和康复等。这些进展有助于我们更好地理解和应对 TIA，提高患者的治疗效果和生活质量。然而，需要注意的是，每个患者的情况都是独特的，因此治疗方案应根据患者的具体情况进行个体化制订。

第二节　脑梗死

/ 案例分析 /

张先生，65 岁，有多年高血压病史。某天早晨起床后，他突然发现右侧肢体无力，说话不清楚，视物模糊。家人立即将他送往医院急诊。

在医院，医生迅速安排了头颅 CT 和 MRI 检查，结果提示脑梗死，梗死部位位于左侧大脑半球,影响了语言和运动功能区域。由于发病时间已超过6小时的最佳溶栓时机,医生决定采取保守治疗,包括控制血压、调整血脂、抗血小板聚集等基础治疗,同时配合康复训练。

在急性期,医生首先确保张先生的生命体征稳定,给予必要的支持治疗。其次,通过药物控制血压,目标是将血压控制在安全范围内,避免进一步的脑损伤。同时,医生调整了张先生的降脂药物,以降低血脂水平,减少血管内的脂质沉积,预防新的梗死发生。

为了防止血栓的继续形成和扩展,医生给张先生使用了抗血小板聚集剂——阿司匹林。这种药物有助于阻止血小板的聚集,从而预防新的血栓形成。

在病情稳定后,张先生开始接受康复训练。康复医生根据他的具体情况,制订了个性化的训练方案,包括肢体功能训练、语言训练和日常生活能力训练。①肢体功能训练包括简单的运动,如握拳和抬腿,以增强肌肉力量和协调性。②语言训练则通过简单的发音和词汇练习,帮助他逐步恢复语言能力。③日常生活能力训练则涉及如穿衣、吃饭等基本生活技能的恢复。

在康复过程中,张先生的家人也积极参与,帮助他进行康复训练,并提供心理支持。通过持续的康复训练和家人的帮助,张先生的症状逐渐得到改善,肢体力量和语言能力逐步恢复,能够进行基本的日常活动。

出院后,医生安排了对张先生的定期随访,以监测他的病情变化和康复进展。随访内容包括血压、血脂等指标的监测,以及康复训练效果的评估。医生还为他制订了长期的预防计划,包括继续服用抗血小板药物、控制血压、调整生活方式等。具体建议包括戒烟、限制饮酒、保持低盐低脂饮食,以及增加适量的体育锻炼,如散步和体操。

此外,张先生还需定期复查,包括头颅影像学检查和血液检查,以评估病情稳定情况和预防可能的复发。医生提醒他,预防脑梗死同样重要,通过控制高血压、高血脂等危险因素,调整生活方式,定期体检等方式,可以有效降低脑梗死的发生风险。

通过这些综合措施,张先生的病情得到了较好的控制,他的生活质量也逐步提高。这个案例提醒我们,脑梗死是一种严重的疾病,但通过及时的治疗和积极的康复训练,患者可以获得显著的改善。同时,预防脑梗死也是至关重要的,通过健康的生活方式和定期检查,可以有效地降低疾病的发生风险。让我们共同努力,为自己的健康保驾护航。

一 定义

脑梗死（cerebral infarction，CI），又称为缺血性脑卒中，是一种由脑部血液供应障碍引发的疾病。具体来说，当脑部血管发生堵塞，导致脑部供血、供氧出现问题时，相应的脑细胞会因缺血、缺氧而发生坏死，进而引发一系列神经功能障碍。常见的症状包括偏瘫、感觉障碍、失语等，具体症状取决于梗死部位和面积。此外，脑梗死起病急、症状严重，对患者的生活质量造成严重影响，甚至可能导致瘫痪、失明等严重后果。

脑梗死是脑血管疾病中发生率最高的疾病之一。大规模人群调查显示，脑梗死的发病率、患病率和死亡率均随年龄增加而上升，特别是在 45 岁后，这些指标均呈现明显增加的趋势。65 岁以上人群的增加最为明显，75 岁以上者的发病率是 45～54 岁组的 5～8 倍。我国每年新发生的脑卒中患者近 150 万人，年死亡数近 100 万人，这使得脑梗死成为导致残疾和死亡的主要原因之一。

二 病因和风险因素

（一）病因

1. 动脉粥样硬化 这是脑梗死最常见的病因。动脉粥样硬化随着年龄的增长而加重，高龄、高血压病、高脂血症、糖尿病，以及吸烟都是动脉粥样硬化重要的危险因素。当动脉粥样硬化发生时，血管壁变得粗糙、狭窄，容易形成血栓，阻塞血流，导致脑梗死。

2. 血管炎 例如，大动脉炎、结节性动脉周围炎、梅毒性动脉炎等，炎症侵犯血管壁使管腔狭窄，容易导致血管闭塞。

3. 血管畸形 自发性或者外伤性动脉分层、烟雾病、血管畸形也可以造成血管闭塞，进而引发脑梗死。

4. 低灌注 高血压的患者如果血压突然下降过多，可以导致脑血流量减少，脑灌注压降低，容易发生脑梗死。

5. 血栓 脑血栓形成最常见的是由心脏来源的栓子，常见的疾病有人工瓣膜、风湿性心脏病、房颤等。此外，气体栓子、脂肪栓塞等也可能导致脑梗死。

6. 血液和药物因素 高凝状态或口服避孕药等也可能引起脑梗死。

（二）风险因素

1. 可干预的风险因素 这些风险因素是可以通过生活方式的调整或医疗

干预来控制的,如高血压、糖尿病、高脂血症、吸烟、饮酒、缺乏运动、肥胖等。对于这些因素,积极的生活方式改变和药物治疗是降低脑梗死风险的关键。

2. 不可干预的风险因素 这些风险因素与生俱来,无法改变,如高龄、家族遗传史、性别(男性多于女性)以及种族(如黄种人容易患脑梗死,白种人容易患冠心病)等。尽管这些因素无法改变,但了解并认识到它们的存在,有助于我们更早地采取预防措施,降低脑梗死的发病风险。

 三 临床表现

(一)主观症状

常表现为头痛、头晕,甚至恶心、呕吐。部分患者可能出现运动性或感觉性失语,严重时可能陷入昏迷状态(图 8 - 2)。

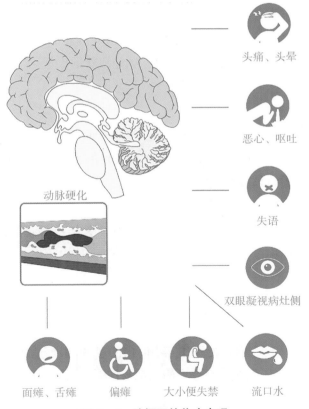

图 8 - 2 脑梗死的临床表现

（二）脑神经症状

患者可能出现双眼凝视病灶侧、中枢性面瘫及舌瘫，饮水时易呛咳或吞咽困难。

（三）躯体症状

主要表现为肢体偏瘫、麻木、感觉异常，步态不稳，肢体无力。严重时可能出现大小便失禁的症状。部分患者可能出现轻度偏瘫，并有意识障碍等症状。

（四）其他症状

少数患者可能出现口角歪斜、流口水，说话不清或完全不能说话。此外，因吞咽功能受损还可能出现进食和饮水呛咳。

四 诊断

（一）临床表现

脑梗死患者通常会出现头痛、眩晕、恶心、呕吐等症状，同时可能伴随一侧肢体无力、麻木、言语不清等神经功能障碍。这些症状的出现往往与脑血管阻塞导致的脑组织缺血有关。

（二）影像学检查

头颅 CT 和 MRI 是诊断脑梗死的关键检查手段。CT 扫描可以显示梗死灶的低密度区域，而 MRI 则能更准确地显示梗死灶的大小、位置和范围，特别是对于早期脑梗死的诊断具有重要价值。

（三）实验室检查

血常规、凝血功能、生化检查等有助于评估患者的全身状况，排除其他可能导致类似症状的疾病。

五 治疗与管理

（一）治疗方面

1. 溶栓治疗　对于脑梗死发作三小时内的患者，根据适应证应尽快使用溶栓治疗，如静脉滴注尿激酶或阿替普酶。但需注意，溶栓治疗需要在严格监测患者生命体征的条件下进行。

2. 抗血小板聚集治疗　适用于不符合溶栓治疗且无出血等禁忌证的缺血

性脑卒中患者,可在发病后尽早口服阿司匹林等药物。

3. 脑细胞保护治疗　有时针对急性缺血或再灌注后细胞损伤的药物可保护脑细胞,提高缺血缺氧的耐受性,临床常用依达拉奉、丁苯酞等。

4. 改善脑循环治疗　如使用奥扎格雷钠、银杏达莫等药物,有助于改善脑部血液循环。

5. 手术治疗　在某些情况下,如大脑半球的大面积脑梗死,可能需要开颅减压术或部分脑组织切除术。对于伴有脑积水或具有脑积水危险的患者,可考虑脑室引流。介入治疗如颅内外血管经皮腔内血管成形术、血管内支架置入等也是可选的治疗方法。

6. 中医治疗　针灸及中药(如三七、丹参等)对脑梗死的治疗有一定的效果,康复期患者可配合中医疗法,以利于更快地恢复。

(二)管理方面

1. 生活方式调整　患者应保持低盐低脂饮食,适量摄入水果、蔬菜、谷类等,戒烟并限制饮酒。同时,适当增加每日的运动和锻炼,避免久坐和过度劳累。

2. 控制相关疾病　积极控制和治疗可以诱发及加重脑梗死的相关疾病,如高血压病、糖尿病、房颤、高脂血症等。

3. 药物管理　遵医嘱服用治疗药物,不要私自停药或者减量服用。同时,定期监测血压、血糖、血脂等指标,确保控制在合理范围内。

4. 情绪管理　保持情绪稳定,尽量避免生气、激动等不良的情绪。

5. 定期体检　每年进行定期体检,掌握整体健康状况,及时发现并处理潜在的健康问题。

 预防

(一)预防措施

1. 一级预防　在未发生疾病时,重点控制血糖和血脂,通过促进血液健康降低脑梗死发作的风险。这包括改善生活习惯,如戒烟、戒酒、规律适度的运动、保持清淡饮食、充分饮水等。

2. 二级预防　在疾病发生前期,需要控制好已经发生的高血糖、高血脂、高血压等基础疾病,这是控制脑梗死发生的影响因素的关键。患者应按照医嘱服药,保证按时、按量、按疗程服药,并避免常见的用药误区。

3. 三级预防　在疾病发展到一定程度后,采取措施避免疾病恶化或出现严重并发症或后遗症。这主要依赖于医生的专业建议和定期随访。

（二）保健措施

1. 饮食保健　以低盐、低脂、高纤维的饮食为主,多吃新鲜蔬菜、水果和全谷类食物,少吃高热量食物如油炸食品、甜点等。同时,适当补充维生素、钙、铁等营养素。

2. 运动保健　适当的运动可以促进血液循环,降低血压、血脂、血糖等指标,对脑梗死的康复很有帮助。但患者应根据医生的建议选择适合自己的运动方式和运动强度,不宜过度运动。

3. 心理保健　脑梗患者常常面临焦虑、抑郁等心理问题,这对康复会产生不良影响。因此,患者应积极面对康复,保持乐观的心态,同时可以通过娱乐、读书、旅游等方式缓解心理压力。

七　研究进展

近年来,研究者们对脑梗死的病因进行了更为深入的探讨。除了传统的高血压、高血脂等危险因素外,遗传因素、血液凝固与抗凝系统的异常等也被认为是脑梗死的重要原因。例如,某些遗传性的凝血因子突变可能增加脑梗死的风险。这些新的发现为脑梗死的预防和治疗提供了新的思路。

血管再通疗法是脑梗死治疗领域的一大进展。其中,内镜下血栓机械取出术是一种创新的治疗方法,它通过血管内镜将取栓器械引入梗死脑区,利用机械力量将血栓取出,从而恢复脑部血流,减轻梗死程度。此外,干细胞治疗作为一种新兴的治疗手段,也在脑梗死的治疗上取得了令人瞩目的成果。

研究者们也在积极寻找能够保护受损神经元的策略。例如,通过控制铁在细胞内的转运及相关死亡通路,能够阻止脑梗造成的神经元损伤。这为临床治疗提供了新的分子"靶标",有望在未来为脑梗死患者提供更好的治疗效果。

在康复和预防方面,也有许多新的研究和进展。通过系统的康复训练,患者可以在一定程度上恢复受损的神经功能,提高生活质量。同时,通过控制危险因素、调整生活方式等手段,可以有效地预防脑梗死的发生。

总的来说,脑梗死的最新研究与进展涵盖了病因、治疗、康复和预防等多个方面。这些新的研究成果为脑梗死的防治提供了新的思路和方法,有望在未来为更多的患者带来福音。然而,需要注意的是,这些新的治疗方法和技术还需要进一步的临床验证和完善,以确保其安全性和有效性。因此,在面对脑梗死这一严重疾病时,我们仍然需要保持警惕,及时就医,遵循医生的建议进行规范的治疗和管理。

第三节　帕金森病

/ 案例分析 /

张先生,65 岁,是一名退休教师。他 5 年前无明显诱因地出现了右手静止性震颤,随后逐渐蔓延到左手和双下肢,同时感觉肢体僵硬,活动不灵活,行走时起步困难,步幅变小,呈现出慌张步态。最近两个月,症状明显加重,夜间难以入睡,且有严重的便秘问题。既往身体健康,无高血压、糖尿病等慢性病史。

医生详细询问病史后,进行了全面的临床评估,观察到张先生有明显的震颤、僵硬和运动迟缓等症状。通过体格检查,发现他的肌力和肌张力明显异常,存在严重的肌强直和姿势反射障碍。为了排除其他可能的颅内病变,医生安排了头颅 MRI 检查,结果显示无明显结构异常。脑脊液检查发现高香草酸含量降低,这提示多巴胺系统功能受损。经颅超声检查显示主动脉血流有异常,进一步支持帕金森病的诊断。

根据张先生的临床表现、体格检查和辅助检查结果,医生最终确诊为帕金森病。为了缓解症状并延缓病情进展,医生制订了详细的治疗方案。

在药物治疗方面,医生首先给张先生开了复方左旋多巴制剂(如多巴丝肼片),以补充大脑内的多巴胺水平,改善震颤和运动症状。随着病情的发展,医生又加用了多巴胺受体激动剂(如普拉克索),以增强多巴胺受体的功能。此外,使用 B 型单胺氧化酶抑制剂(如司来吉兰),以延缓多巴胺的降解,从而延缓病情进展。

除了药物治疗,医生还为张先生安排了康复治疗。专业的物理治疗师通过一系列的物理治疗和运动锻炼,帮助他改善肌肉僵硬、增强运动协调性和平衡感。此外,针对面部肌肉僵硬的问题,进行了面部动作锻炼。日常生活技能训练也帮助他提高了生活质量,增强了自理能力。

　　心理治疗也是治疗过程中的重要一环。针对张先生的失眠和焦虑问题，医生进行了心理疏导和支持，建议他参加帕金森病友会等团体活动，以增加社交互动，减轻心理压力。

　　在饮食方面，医生建议张先生摄入高纤维食物，以预防便秘。同时，保持清淡饮食，避免食用刺激性食物和饮品。

　　经过一段时间的初步治疗，张先生的症状得到了明显改善。为了确保治疗效果的持续，医生安排了定期随访，评估治疗效果，并根据病情变化调整治疗方案。在随访过程中，医生会逐步调整药物的剂量和种类，以达到最佳治疗效果。

　　张先生的案例提醒我们，帕金森病是一种慢性、进行性的神经系统疾病，通过早期诊断和多学科综合治疗，可以显著改善患者的生活质量。及时的药物治疗、有效的康复训练、心理支持以及合理的饮食和生活方式调整，都是帮助患者应对帕金森病的重要措施。

 定义

　　帕金森病（Parkinson disease，PD）是一种常见的神经系统退行性疾病，也被称为"震颤麻痹"。其主要病理改变为中脑黑质致密部、蓝斑神经元色素脱失，黑质色素变淡及出现路易小体，这些变化导致黑质多巴胺能神经元的退化和死亡。同时，黑质纹状体系统中与功能拮抗的乙酰胆碱作用相对亢进，多巴胺与乙酰胆碱平衡失调，当多巴胺减少≥70%时会出现帕金森病的临床表现。

　　帕金森病的主要临床症状包括静止性震颤、肌强直、运动迟缓以及姿势平衡障碍。帕金森病的患病率为 15～328/10 万人口，而 65 岁以上人群的患病率约为 1.7%。其发病率随着年龄的增长而增加，男性发病率稍高于女性。早发型帕金森病相对较少见，占帕金森病总人数的 5%～10%，在欧美国家中约占 5%，在日本约占 10%。帕金森病具有显著的遗传易感性和家族聚集性，多数患者具有阳性家族史，提示遗传因素在其中起到重要作用。

病因和风险因素 ··

（一）遗传因素

遗传因素在帕金森病的发病中扮演了重要角色。有研究发现，大约有10％的帕金森病患者有家族史，这提示遗传易感性可能是帕金森病的一个风险因素。特定的基因变异，如细胞色素基因等，也被认为与帕金森病发病有关。

（二）环境因素

环境因素也被认为是帕金森病的一个重要病因。一些有害物质，如一氧化碳、二氧化硫、汞和氰化物等，以及某些药物如利血平、吩噻嗪类和抗抑郁剂等，都可能增加患帕金森病的风险。此外，脑炎、动脉硬化、颅脑外伤，以及基底节肿瘤或钙化等病变，也可能与帕金森病的发病有关。

（三）年龄老化

年龄老化是帕金森病的一个主要促发因素。研究表明，随着年龄的增长，黑质多巴胺能神经元呈现退行性病变，多巴胺能神经元进行性的减少，这可能是帕金森病发病的原因之一。特别是 65 岁以上的人群，帕金森病的患病率会显著增加。

（四）生活方式与行为

一些生活方式和行为也被认为与帕金森病的风险有关。例如，高剂量的烈性酒摄入可能会增加帕金森病的风险。此外，摄入大量牛奶和乳制品以及吸毒，也可能增加患病风险。

（五）职业暴露

某些职业暴露，特别是农药暴露，也被认为显著增加帕金森病的患病风险。

除了上述因素外，高脂血症、高同型半胱氨酸血症、高尿酸血症以及糖尿病等也被认为是帕金森病的危险因素。

 临床表现 ··

（一）静止性震颤

这是帕金森病最为明显的症状之一。震颤通常从一侧上肢开始，表现为有规律的拇指对掌和手指屈曲的不自主震颤，类似"撮丸"样动作。情绪激动时，震颤会加重；而在睡眠时，震颤会完全停止（图 8 - 3）。

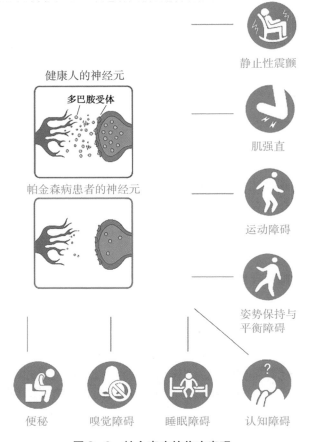

图 8-3　帕金森病的临床表现

（二）肌强直

这一症状常从一侧上肢或下肢近端开始，导致面肌强直，进而造成表情和瞬目动作减少，形成"面具脸"。肌强直严重时，甚至可能引发肢体的疼痛。

（三）运动障碍

帕金森病患者的运动能力会受到严重影响。他们可能会在日常生活中表现出明显的运动障碍，如坐下后不能起立、表情缺乏、从一种运动状态转换为另一种运动困难，甚至出现吞咽困难。

（四）姿势保持与平衡障碍

患者常表现为起步困难、步行慢、前冲步态、步距小。在行走时，一旦开始迈步，他们可能会以极小的步伐向前冲去，越走越快，难以即时停步或转弯。

（五）非运动症状

除了上述运动症状，帕金森病患者还可能出现一系列非运动症状，如便秘、嗅觉障碍、睡眠障碍、自主神经功能障碍，以及精神、认知障碍等。这些症状同样对患者的生活质量产生严重影响。

四 诊断

帕金森病的诊断和鉴别诊断是一个复杂且精细的过程，以下是对其分点进行说明。

（一）临床表现评估

医生会仔细询问患者的病史，并观察其临床表现。典型的帕金森病症状包括静止性震颤、肌强直、运动徐缓、姿势异常和姿势反射障碍等。这些症状是诊断帕金森病的重要依据。

（二）常规实验室检查

包括血常规、尿常规、生化检查、脑脊液等，可以评估患者的整体健康状况，排除其他可能导致类似症状的疾病。

（三）影像学检查

1. 头颅 CT 或 MRI　有助于排除血管性帕金森病及其他颅内结构异常，对于诊断帕金森病有重要价值。

2. 功能性脑影像检查　如 PET-CT 和单光子发射计算机断层成像（single photon emission computed tomography，SPECT），可显示脑内多巴胺转运体摄取率降低等病理改变，对早期诊断和鉴别诊断有一定价值。

3. 影像学检查

（1）磁共振成像：了解颅脑病变情况，包括黑质、纹状体等部位的异常变化。

（2）经颅超声检查：通过多普勒超声探测头部主动脉血流病变情况，有助于评估血管病变对帕金森病的影响。

（3）其他辅助检查：包括血常规检查、SPECT 等，这些检查可以提供更多关

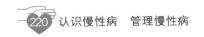

于患者病情的信息。

治疗与管理

（一）药物治疗

帕金森病的治疗药物包括左旋多巴、多巴胺受体激动剂、单胺氧化酶-B 抑制剂等。这些药物旨在改善运动症状，同时可预防和推迟运动并发症的出现。具体的药物选择和剂量调整需要根据患者的病情和医生的建议进行。

（二）手术治疗

对于部分帕金森病患者，手术治疗可能是一个有效的选择。手术方法包括丘脑毁损术和深部电极刺激等，这些手术能够显著改善运动症状，减少药物剂量，并消除或减轻药物引起的不良反应。然而，手术治疗并非适用于所有患者，需要在医生的评估和建议下进行。

（三）日常生活调整

帕金森病患者需要对日常生活进行适当的调整，以适应疾病带来的挑战。这包括安排充足的时间完成任务，使用辅助工具以提高活动能力，以及在家庭和工作场所中创建安全的环境，减少跌倒和其他意外的风险。

（四）物理治疗和运动

物理治疗对于帕金森病患者来说非常重要。通过训练、按摩、热疗、冷疗、电疗等方法，可以改善运动感知、增强力量和耐力，减少疼痛，增加活动范围，并提高患者自我护理能力。同时，适当的运动也有助于改善肌肉力量、协调性和平衡能力。

（五）营养饮食

均衡和营养丰富的饮食对于帕金森病患者的整体健康至关重要。建议摄入足够的维生素、矿物质和纤维，以促进肌肉功能和免疫系统的正常运作。此外，应避免高脂肪、高糖、高盐和高刺激性的食物，以降低疾病进展的风险。

（六）心理支持

帕金森病患者可能会出现情绪和精神健康方面的问题，因此，心理支持非常重要。这包括加入支持小组、寻求心理咨询、与家人和朋友保持联系等，以获得情绪上的支持和安慰。同时，患者也可以通过阅读、听音乐、冥想等方式放松身心，缓解情绪压力。

六 预防

（一）预防措施

1. 改善环境　尽量避免接触有毒化学物品，如杀虫剂、除草剂等，这些物质可能增加患帕金森病的风险。同时，注意改善工作环境，避免长期接触重金属、放射线等有害因素。

2. 规律饮食　保持清淡饮食，多吃蔬菜、水果，少喝咖啡、茶等刺激性饮料，戒烟酒，多喝水。此外，适当摄入高纤维食物有助于预防便秘，这也是帕金森病患者常见的问题。

3. 加强体育运动　适度的体育运动和脑力活动有助于延缓脑神经组织衰老，对预防帕金森病有一定作用。建议根据自身情况选择合适的运动方式，如散步、慢跑、骑车等。

4. 慎用药物　避免长期或大量使用可能诱发帕金森病的药物，如吩噻嗪类、利血平类等。在使用任何药物前，都应咨询医生并严格遵循医嘱。

（二）保健措施

1. 观察病情进展　家属应密切关注患者的病情进展，定期带患者复查，以便及时调整治疗方案。同时，要注意药物可能引起的不良反应，如"开关现象"和"剂末"现象等，及时与医生沟通并处理。

2. 预防意外　帕金森病患者由于肌强直和震颤等症状，容易发生跌倒等意外，要保持居住环境的整洁和安全，避免有障碍物或湿滑地面。同时，患者在外出时应有人陪同，避免独自行动。

3. 心理支持　帕金森病患者由于身体的不适和生活的变化，可能会产生焦虑、抑郁等情绪。家属和医生应给予患者足够的心理支持，帮助他们建立信心，积极面对疾病。

七 研究进展

帕金森病是一种慢性神经系统疾病，近年来在医学界取得了显著的进展。以下是帕金森病最新研究与进展的几个方面。

1. 基因编辑技术的突破　近年来，基因编辑技术的飞速发展为帕金森病的治疗提供了新的思路。科学家们通过精准地编辑患者体内的致病基因，有望从根本上阻止病情的进展。这为帕金森病的治疗开辟了新的途径，为患者带来了

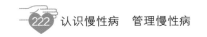

希望。

2. 干细胞治疗的深入研究 干细胞具有自我更新和分化为多种细胞类型的能力,为帕金森病的治疗提供了新的可能。研究人员正在积极探索干细胞在帕金森病治疗中的应用,以期通过修复受损的神经元或提供替代性的多巴胺能细胞来缓解症状。

3. 传统药物治疗的改进 尽管帕金森病的治疗充满了挑战,但药物治疗仍然是主要的治疗手段。随着对帕金森病发病机制的深入研究,科学家们正努力寻找新的治疗靶点,以期开发出更加有效、安全的药物。新一代药物的研发不仅注重缓解症状,还关注疾病的根本原因,力求从源头上遏制病情的恶化。

4. 手术治疗方法的创新 手术治疗在帕金森病的治疗中也扮演着重要角色。近年来,脑深部电刺激等手术方法不断创新,为患者提供了更多选择。这些手术方法通过刺激特定的神经核团,以改善帕金森病的症状,提高患者的生活质量。

总的来说,帕金森病的研究与进展在多个方面取得了显著成果。然而,帕金森病仍然是一种难以治愈的疾病,需要科研人员继续探索新的治疗方法和技术。同时,预防帕金森病同样重要,通过保持健康的生活方式、避免接触有害物质、加强身体锻炼等措施,可以有效降低患病风险。在这场与帕金森病的斗争中,我们还需要关注患者的心理健康和社会支持,为他们提供心理支持和关爱,帮助他们建立积极的心态,勇敢面对生活的挑战。

第四节 阿尔茨海默病

/ 案例分析 /

李先生,68岁,是一名退休教师。近年来,家人发现他的记忆力明显减退,经常忘记刚刚发生的事情,如忘记物品的位置或约定的时间。此外,他的性格也发生了变化,变得易怒、焦虑,对家人的关心表示反感。故家人决定带他去医院进行检查。

医生首先对李先生进行了全面的神经系统检查,发现他的反应能力有所下降,肌张力异常。随后进行了认知功能评估,通过一系列认知测试,医生发现李先生在记忆、定向力和注意力等方面存在明显障碍。结合身体检查和认知功能评估的结果,医生建议行进一步的影像学检查,如头颅 MRI,以观察大脑结构的变化。

MRI 结果显示,李先生的大脑存在明显的萎缩,特别是海马区和颞叶,这些区域的萎缩是阿尔茨海默病的特征性表现。结合实验室检查,如脑脊液中的磷酸化 Tau 蛋白检测,医生确诊李先生患有阿尔茨海默病,并确定了疾病的分级和严重程度。

针对李先生的症状,医生制订了个性化的治疗方案,包括药物治疗、认知训练和家庭护理。药物治疗主要包括使用胆碱酯酶抑制剂来改善认知功能,以及使用抗焦虑药物来缓解他的焦虑情绪。此外,医生还为李先生设计了一系列记忆、注意力等方面的认知训练活动,以延缓认知功能的下降。

医生向李先生的家人详细解释了疾病的性质和发展过程,并提供了护理建议,例如如何与李先生沟通、如何照顾他的日常生活等。通过这些家庭护理措施,家人可以更好地理解和支持李先生,帮助他在熟悉的环境中保持一定的生活质量。

李先生开始接受治疗后,医生定期对他进行随访,评估治疗效果,并根据他的病情变化调整治疗方案。在随访过程中,医生发现李先生的认知功能有所改善,但情绪问题仍然存在。因此,医生对药物治疗方案进行了调整,增加了抗焦虑药物的剂量。

这个案例展示了阿尔茨海默病的诊疗过程是一个综合性的过程,需要医生、患者和家人的共同努力。通过及时的诊断和治疗,可以有效地延缓疾病的进展,提高患者的生活质量。同时,家人的理解和支持也是患者康复过程中不可或缺的一部分。对于李先生来说,医生和家人共同制订综合治疗方案,不仅缓解了他的症状,还为他的生活增添了更多的关怀和支持,帮助他在面对疾病时保持积极的态度。

一 定义

阿尔茨海默病(Alzheimer disease,AD)是一种中枢神经系统的退行性病变,主要发生在老年或老年前期。这种疾病的主要特征包括进行性的认知功能障碍和行为损害,是痴呆最常见的形式,可能占病例数的 $60\%\sim70\%$。随着年龄的增长,患病风险也在增加。

阿尔茨海默病的症状包括记忆障碍、失语、失用以及视空间能力损害等。此外,患者的抽象思维和计算力也会受到损害,并常伴随人格和行为的改变。尽管阿尔茨海默病目前尚无彻底根治的方法,但通过良好的生活习惯,包括规律的体育锻炼,科学的饮食,适当的社交活动可以预防疾病的发生和发展。

据首都医科大学宣武医院 2020 年的一项流行病学调查研究显示,中国 60 岁及以上人群中,轻度认知障碍的老年人群占比达到了 15.54%(约 3 877 万人)。痴呆的患病率为 6.04%(约 1 507 万人),其中阿尔茨海默病为 3.94%(约 983 万人)。另据《中国阿尔茨海默病报告 2024》指出,我国现存的 AD 及其他痴呆患病人数为 1 699 万例,患病率,死亡率略高于全球平均水平。

 病因和风险因素

(一)遗传因素

基因突变和遗传相关性是阿尔茨海默病发病的重要因素。具有家族病史的患者,特别是那些父母或兄弟姐妹中有疾病的人,其患病风险会明显增加。某些基因变异被认为与阿尔茨海默病的发生有关,这些基因可能涉及 β-淀粉样蛋白的代谢过程,从而影响神经元的健康和稳定性。

(二)年龄因素

年龄是阿尔茨海默病发病的最大危险因素之一。随着年龄的增长,大脑和神经系统的功能会逐渐退化,增加了患病的风险。高龄人群中的阿尔茨海默病发病率明显高于年轻人群,这与大脑老化过程中的多种变化有关。

(三)生活方式

不良的生活方式,如缺乏运动、高脂饮食、久坐不动、常熬夜、过度疲劳以及动脑不足等,都可能增加患阿尔茨海默病的风险。适度的体育锻炼和健康的饮食习惯有助于维持大脑的健康状态,降低患病风险。

(四)环境因素

出生在超过铅平均浓度地区的人,患阿尔茨海默病的风险较大,这可能与重金属或毒物引起的神经损伤有关。空气污染和其他环境毒素也可能对大脑产生不利影响,增加患病风险。

（五）感染与炎症

慢性感染，尤其是病毒感染，被认为是阿尔茨海默病的一个风险因素。炎症过程可能导致大脑神经元的损伤和变性。炎症引起的神经元丢失、神经元纠缠以及淀粉样改变等病理变化，这些都与阿尔茨海默病的发病过程密切相关。

（六）其他因素

性别也可能影响阿尔茨海默病的发病风险，女性发病率通常高于男性，这与女性绝经和激素水平变化等因素有关。既往病史，如头部外伤、糖尿病、高血脂、高血压等慢性疾病，也会增加患病的风险。

 临床表现

（一）记忆障碍

记忆障碍是阿尔茨海默病最突出的表现之一。患者往往会出现近事记忆减退，即对新近发生的事情容易遗忘。随着病情的发展，患者可能会出现远期记忆减退，即对发生已久的事情和人物的记忆逐渐模糊或完全遗忘（图8-4）。

（二）性格变化与情绪障碍

患者可能表现出明显的性格变化，如变得易怒、暴躁、焦虑或抑郁。面对生疏和复杂的事物时，患者可能感到疲乏、消极，并出现焦虑情绪。

（三）认知功能障碍

阿尔茨海默病患者常出现认知功能下降，包括思维迟缓、判断力减弱以及解决问题的能力下降。患者可能无法准确判断所处的地点，容易在熟悉的环境中迷路。

（四）社会活动能力障碍

随着病情的加重，患者可能会逐渐丧失与外界交流和沟通的能力。晚期患者可能出现严重的社交障碍，甚至无法独立进行日常生活活动。

（五）语言障碍

部分患者可能会出现语言障碍，如忘记简单的词语，说话变得含糊不清，或者写出的句子难以理解。

（六）行动障碍

在疾病的后期，患者可能会出现行动障碍，如动作迟缓、步态不稳，甚至无法

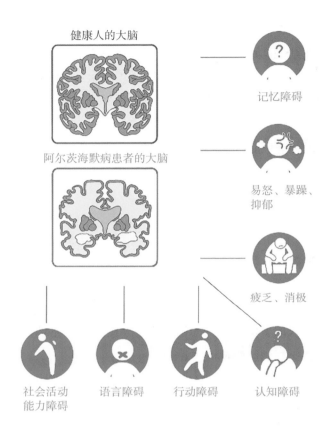

图 8-4　阿尔茨海默病的临床表现

独立行走。

 诊断

（一）临床表现评估

患者通常会出现记忆障碍、认知功能下降、生活自理能力减退等症状。这些症状是诊断阿尔茨海默病的重要依据。

（二）神经影像学检查

头颅 CT 和 MRI 检查是常用的诊断手段，可以显示大脑结构的异常变化，如脑萎缩，特别是在海马区和颞叶。

（三）实验室检查

脑脊液检测可以检测到磷酸化 Tau 蛋白、总 Tau 蛋白和淀粉样蛋白的异常，这些指标的变化有助于阿尔茨海默病的诊断。同时还需要评估血糖、电解质、甲状腺功能、血脂和维生素等水平，以排除其他潜在病因。

（四）认知功能评估

通过神经心理学测试，如简易精神状态检查（mini-mental state examination，MMSE)等，可以评估患者的认知功能水平，进一步支持诊断。

 五 治疗与管理

（一）药物治疗

1. 改善认知功能的药物

（1）胆碱酯酶抑制剂：如多奈哌齐，主要用于改善轻中度患者认知功能。

（2）N-甲基-D-天冬氨酸受体拮抗剂：如美金刚，适用于中晚期患者。

（3）脑代谢赋活剂：如奥拉西坦等，能够改善大脑功能。

（二）非药物治疗

1. 职业训练　通过特定的训练活动，提高患者的认知功能和日常生活能力。

2. 认知康复治疗　包括记忆训练、定向力训练等，帮助患者改善记忆和定向能力。

3. 音乐治疗　通过音乐刺激大脑，有助于改善患者的情绪和认知功能。

（三）生活管理

1. 饮食调整　保证高质量的蛋白质摄入，如海产品中的鱼、虾、蟹，还有鸡蛋、瘦肉、鸡、鸭肉等，同时给予充分的水果、蔬菜，以改善大脑功能。

2. 社交活动　鼓励患者参加社交活动，与亲朋好友交流，这有助于延缓疾病的进展。

3. 安全保障　患者外出时，应有人陪同，以防走失。同时，应拆除门锁以防患者将自己反锁在屋内，因无法打开房门而着急。妥善存放危险物品，以防患者误食或受伤。

（四）家庭护理

1. 给予关爱与支持　家人应给予患者足够的关爱和支持，理解他们的困扰

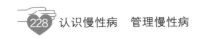

和需求,帮助他们应对疾病的挑战。

2. 督促服药　阿尔茨海默病患者可能不承认自己患病,因此家人应督促患者按时服药,确保治疗效果。

3. 照顾生活起居　随着病情的加重,患者可能逐渐丧失生活自理能力,家人应协助他们完成日常生活活动,如洗漱、穿衣、进食等。

 预防

（一）预防

帮助他们调整生活方式。

（1）戒烟、戒酒,控制血糖、血压等,有助于减少阿尔茨海默病的风险。

（2）保持规律的作息,避免熬夜,保证充足的睡眠。

（3）多参与社会生活,如参加集体活动、看书、看报纸、打牌、下棋等,这些活动不仅有助于维持脑细胞的活跃度,还能增加社交互动,对预防阿尔茨海默病有积极作用。

（4）健康饮食:保持饮食均衡,不要摄入过多的盐和动物油脂。建议每天食用盐不超过 6 克,同时多摄入蛋白质、维生素、矿物质等营养物质。

（5）适当运动:适当的运动有助于增加机体新陈代谢,提高脑部血流量,对预防阿尔茨海默病有益。可以选择散步、慢跑、游泳等有氧运动。

（6）缓解压力:承受过大的压力和抑郁情绪都可能增加记忆衰退的风险。因此,要学会释放心理压力,缓解抑郁情绪,可以通过与家人朋友交流、参加兴趣爱好活动等方式来实现。

（二）保健

1. 心理关爱　对于阿尔茨海默病患者,应给予足够的心理关爱。尊重患者,充满宽容和爱心,理解他们的精神症状和性格变化,避免指责和不耐烦。引导患者学会自娱自乐,消除孤独感和失落感,保持心理健康。

2. 运动疗法　参加适度的体育活动对预防阿尔茨海默病的发生有积极作用。运动可以帮助改善功能性运动,提高身体素质。

3. 满足合理要求　尽量满足患者的合理要求,如果有些要求不能满足时,应耐心解释,避免使用伤害其感情或自尊心的语言和行为。

阿尔茨海默病的预防与保健是一个长期且持续的过程,需要患者、家人和社会的共同努力。通过综合性的预防与保健措施,可以延缓疾病的进展,提高患者的生活质量。同时，如果怀疑患有阿尔茨海默病，应及时就医，接受专业医生的诊断和治疗。

 七　研究进展

阿尔茨海默病，这一困扰着众多老年人群体的神经系统疾病，近年来在科学研究领域取得了不少新的进展。这些进展不仅加深了我们对于疾病发生机制的理解，也为治疗提供了新的方向和可能性。

首先，我们要认识到阿尔茨海默病并非一个简单的退化过程，而是多种因素共同作用的结果。基因、生活方式、环境因素等都可能在其中扮演重要角色。例如，某些基因变异可能会增加患病风险，而不良的生活习惯如缺乏锻炼、高脂饮食等也可能加速疾病的进展。

此外，随着技术的不断进步，科学家们还利用基因技术、脑成像技术等手段对阿尔茨海默病进行早期诊断。这些技术不仅可以帮助医生更准确地诊断疾病，还可以用于监测疾病的进展和评估治疗效果。

在治疗方面，新型抗体疗法和淀粉样蛋白靶向药物等新型治疗手段正在逐步进入临床试验阶段。这些治疗方法旨在通过清除大脑中的有害蛋白斑块或降低淀粉样蛋白水平来减缓疾病的进展。初步的临床试验结果显示，这些治疗方法在改善认知功能和降低淀粉样蛋白水平方面具有一定的效果。

然而，我们也要认识到，尽管阿尔茨海默病的研究取得了不少进展，但目前尚无彻底根治的方法。因此，预防仍然是关键。通过保持健康的生活方式，如规律锻炼、合理饮食、保持社交活动等，可以降低患病风险或延缓疾病的进展。

总之，阿尔茨海默病的研究正在不断深入，新的治疗方法和技术不断涌现。虽然目前仍面临诸多挑战，但是随着科学研究的不断进步，我们有理由相信未来会有更多有效的治疗手段出现，可提高阿尔茨海默病患者的生活质量。

第九章 恶性肿瘤

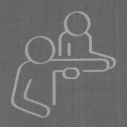

第一节 肺 癌

／案例分析／

王先生，62岁，退休工人，有40年吸烟史，他平均每天吸一包烟。近半年来，王先生出现持续性咳嗽，常伴有血痰，体重明显下降，且感到胸痛和呼吸困难。由于症状持续并加重，家人决定带他到医院进行检查。

医生首先对王先生进行了详细的病史询问和体格检查。体格检查中，发现他右侧胸部叩诊呈浊音，呼吸音减弱。随后，医生安排了胸部CT检查，CT结果显示右肺上叶有一肿块，边缘不规则，伴有淋巴结肿大。为了进一步明确诊断，医生建议进行支气管镜检查和肿块活检。

活检结果显示，王先生患有非小细胞肺癌，属腺癌类型。医生根据病情评估，确定了肺癌的分期为Ⅲ期，癌细胞已扩散至附近的淋巴结，但尚未出现远处转移。

针对王先生的情况，医生制订了综合治疗方案，包括手术、化疗和放疗的联合治疗。首先，进行右肺上叶切除术，以切除肿瘤。手术顺利完成，切除的肿块和淋巴结病理检查结果证实了术前诊断。

手术后，王先生接受了多次化疗和放疗，以清除残留的癌细胞，防止复发。化疗期间，王先生出现了恶心、呕吐和疲劳等不良反应，但在医生的指导下，通过调整药物剂量和对症治疗，症状得到了有效控制。

医生还建议王先生进行肺功能康复训练，帮助恢复术后的肺功能。康复训练包括呼吸操、步行和轻度有氧运动，这些措施有助于提高王先生的生活质量。

在生活方式方面,医生强烈建议王先生戒烟,并提供了戒烟辅导和支持。同时,建议他保持健康的饮食习惯,多摄入富含维生素和抗氧化物的食物,如新鲜水果和蔬菜,以增强身体免疫力。

 定义

肺是人体呼吸系统中最重要的器官,位于胸腔,分为左右部分,覆盖于心之上。原发性支气管肺癌(简称肺癌)是起源于支气管黏膜或腺体的恶性疾病,其发病高峰在 55 岁以上。

据 2008 年世界卫生组织(World Health Organization,WHO)公布的资料显示,肺癌无论是患病率还是死亡率,均居全球恶性肿瘤首位,也是我国最常见的恶性肿瘤。近年来,肺癌患病率和死亡率还在增长。

 病因和危险因素

肺癌的发病原因尚未完全清楚,目前认为与吸烟、职业致癌因素(如接触石棉、放射性氡、煤焦油等)、电离辐射、大气污染等有关。此外,反复气道感染、肺结核瘢痕、机体免疫力低下、内分泌失调以及基因易感性等因素也可能促进肺癌发生。

 临床表现

早期肺癌可无任何症状和体征,随着病情进展,可出现咳嗽,痰中带血,胸痛等症状(图 9-1)。

(一)咳嗽

肺癌典型的咳嗽是持续的刺激性干咳。对于年龄>40 岁,长期抽烟的人群,如咳嗽持续超过两周,经规范治疗不能缓解,要去医院检查排除肺癌的可能性。

(二)痰中带血

持续或反复发作的痰中带血丝或者咯血。口腔里出血并不都是咯血,咯血是指咳嗽后,经呼吸道咳出鲜血,而不是呕血或者口腔疾病出血。

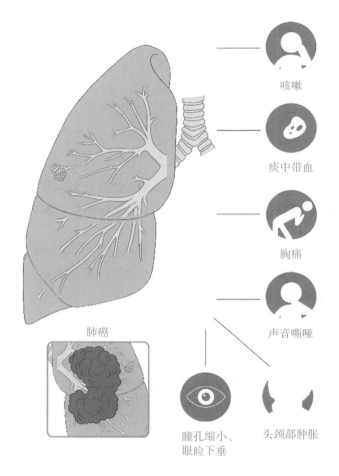

图9-1　肺癌的临床表现

（三）胸痛

肺癌的胸痛与心绞痛、肋间神经痛等疾病不同,它常表现为不规则的疼痛,其位置不固定,性质难以描述。疾病后期,疼痛一般较重。

（四）其他症状

随着病情进展,可出现声音嘶哑、头颈部肿胀、瞳孔缩小、眼睑下垂等症状。如果癌细胞发生转移,可发生转移部位的相应症状。如转移至骨骼,可发生骨痛、病理性骨折等;出现锁骨上淋巴结肿大,提示淋巴结转移可能。

诊断

（一）常规检查项目

1. 影像学检查　胸部 X 线检查曾被认为是发现肺癌最重要、最简便的方法之一。目前，大众体检已将 X 线检查作为必查项目。然而，普通 X 线是无法发现早期肺癌的。对于肺癌的高危人群而言，每年一次胸部低剂量螺旋 CT，是目前发现早期肺癌最好的筛查方法。

2. 肿瘤标志物检查　肿瘤标志物检查，如癌胚抗原、神经元特异性烯醇化酶、CYFRA21－1 等联合检查，对肺癌的诊断和病情监测有一定参考价值。

（二）确定诊断项目

如果经胸部 CT 检查，发现可疑肺癌，可采取病理组织学检查确定肺癌诊断。

1. 痰脱落细胞学检查　送检患者的痰液是最简单的无创伤检查方法，但需要多次送检，可提高肺癌的检出率。如能把带血的痰液送检，阳性率可提高。

2. 纤维支气管镜检查　纤维支气管镜检查是目前临床上较为常用的诊断方法之一，可获得活检组织供病理医生诊断。

3. CT 引导下经皮肺穿刺活检　CT 引导下经皮肺穿刺活检是重要的获得细胞组织学标本诊断的技术。

如果确诊肺癌，医生还会建议做基因检测，以便选择靶向药治疗，取得更好的治疗效果，减轻药物不良反应及患者的经济负担。

 治疗与管理

根据患者的具体情况（年龄、脏器功能、一般情况）、病理学类型、细胞分子生物学特点、分期早晚、侵犯范围和发展趋势，综合运用手术、放疗、化疗、分子靶向治疗、中医中药治疗等手段进行治疗。肺癌治疗的目标是方案个体化，根治或最大限度控制肿瘤，防止肿瘤复发、转移，改善患者生活质量，延长生存期。

六 预防

（一）远离香烟

据统计，一半以上的肺癌与主动或被动吸烟有关，预防肺癌的最有效的途径是不吸烟和避免吸"二手烟"。

（二）加强对高危对象的筛查

根据上海市抗癌协会 2024 版《居民常见恶性肿瘤筛查和预防推荐》建议高危对象定义为：年龄＞40 岁，合并以下 1 种或多种危险因素者。

（1）吸烟≥20 年包，其中包括戒烟时间不足 15 年（年包指每天吸烟多少包乘以多少年，例如：20 年包指每天 1 包持续 20 年或每天 2 包持续 10 年）。

（2）被动吸烟。

（3）有职业暴露史（石棉、铍、铀、氡等接触者）。

（4）有恶性肿瘤病史（淋巴瘤、头颈部癌症或与吸烟有关的癌症）。

（5）有家族史：一级亲属罹患肺癌。

（6）有慢性肺部疾病史，如慢性阻塞性肺疾病、弥漫性肺纤维化、肺结核等。对高危人群，应定期进行胸部 X 线检查或低剂量螺旋 CT 筛查。对体检发现有肺结节的人群，要在医生的指导下定期复查。

（三）加强自我保健

不饮酒或少饮酒，均衡膳食，进行适当的体育锻炼，保持良好的心理状态。

（四）加强环境保护与检测，加强职业防护

加强环境保护，消除环境中可能致癌的物质，若工作必须接触放射性物质、煤焦油等，要加强自我防护。

七　研究进展

肺癌是一种严重威胁人类健康的恶性肿瘤，近年来在其研究方面取得了诸多重要进展。

在诊断方面，影像学技术不断提高，如高分辨率 CT 能更早期、更准确地发现肺部微小病灶。同时，液体活检技术也日益成熟，通过检测血液中的循环肿瘤细胞、循环肿瘤 DNA 等，为肺癌的早期诊断和监测提供了新途径。

在治疗领域，靶向治疗取得了显著突破。针对特定基因突变（如 *EGFR* 突变、*ALK* 融合等）的靶向药物不断涌现，显著延长了患者的生存期并改善了生活质量。免疫治疗也成为肺癌治疗的重要手段，免疫检查点抑制剂（如 PD-1 抑制剂）为部分患者带来了长期生存的希望。此外，免疫治疗与化疗、靶向治疗等联合应用的研究也在积极开展。基因检测技术的发展使得个体化治疗成为可能，根据患者的基因特征来制订更精准的治疗方案。

然而，肺癌的研究仍面临一些挑战，如耐药问题、如何进一步提高疗效、寻找更有效的生物标志物等。

第二节　乳腺癌

案例分析

　　李女士,48岁,公司职员。近3个月来,她在自我检查时发现右侧乳房有一个硬块,且最近硬块逐渐增大,伴有轻微疼痛。她决定前往医院进行进一步检查。

　　在医院,医生先进行了详细的病史询问和体格检查,发现右侧乳房外上象限有一个约2厘米的硬块,质地较硬,表面不平,与周围组织粘连,边界不清,触碰时有轻微疼痛。为了进一步确诊,医生安排了乳腺超声和钼靶X线检查。影像学结果显示右侧乳房有一不规则肿块,且腋下淋巴结肿大。

　　为了明确诊断,医生进行了细针穿刺活检。病理结果显示,李女士患有浸润性导管癌,属于乳腺癌的一种。随后,医生安排了胸部CT、骨扫描等检查,以评估是否存在远处转移。检查结果显示,李女士的乳腺癌处于Ⅱ期,没有发现远处转移。

　　针对李女士的情况,医生制订了综合治疗方案,包括手术、化疗、放疗和内分泌治疗。先进行右侧乳腺全切除术和腋窝淋巴结清扫术。手术顺利完成,术后病理结果证实了浸润性导管癌,并提示腋窝淋巴结有癌细胞转移。

　　手术后,李女士接受了多次化疗和放疗,以清除残留的癌细胞,防止复发。化疗期间,李女士出现了恶心、呕吐、脱发等不良反应,但在医生的指导下,通过调整药物剂量和对症治疗,症状得到了有效控制。放疗则针对术后残留的局部区域进行照射,进一步减少复发风险。

　　此外,李女士的肿瘤为雌激素受体阳性,医生建议她进行长期的内分泌治疗,使用他莫昔芬或芳香化酶抑制剂,以抑制体内雌激素的作用,减少肿瘤复发的可能性。

　　在康复阶段,李女士接受了专业的康复训练,包括上肢功能恢复训练、胸肌锻炼和日常生活技能训练。这些措施有助于改善手术后的功能障碍,改善她的生活质量。同时,医生还建议她保持健康的饮食习惯,多摄入富含维生素和抗氧化物的食物,避免高脂肪、高糖饮食,以增强身体免疫力。

出院后,医生安排了定期随访,以监测李女士的病情变化和治疗效果。每次随访包括乳腺超声、肿瘤标志物检测和胸部 CT。通过这些检查,医生能够及时发现病情变化,并调整治疗方案。经过治疗,李女士的病情得到了很好地控制。

定义

乳腺癌(breast cancer)是指来源于乳腺上皮组织的恶性肿瘤性疾病。乳腺癌是女性最常见的恶性肿瘤,其中 99% 发生在女性群体。乳腺癌发病率随年龄的增加而增加,在 30 岁后发病率快速增加,到 55 岁达到高峰。女性在绝经后随着体内雌激素水平的下降,乳腺癌的发病率逐渐下降。

病因

乳腺癌发病原因尚未明确。病因学调查研究表明遗传因素,雌酮、雌二醇的异常增加,雌三醇缺乏与乳腺癌的发病有密切关系。月经初潮年龄早、绝经年龄晚、不孕及初次足月产的年龄与乳腺癌发病率有关。此外,高脂肪、高热量饮食、长期吸烟、过量饮酒也是乳腺癌发病增加的危险因素。

临床表现

乳腺癌疾病早期常无明显临床表现,最初多表现为单侧乳房肿块,随着疾病进展可出现乳头或局部皮肤改变等(图 9-2)。

（一）乳房肿块

早期表现为患侧乳房出现无痛、单发的小肿块,常由患者无意中发现。肿块小,活动度较好,随着肿块浸润范围的扩大,肿块常质硬,表面不光滑,与周围组织分界常不清楚,活动度逐渐减小,不易被推动。

（二）乳头改变

1. 形状改变　邻近乳头或乳晕的肿瘤侵入乳管或乳晕下区,乳腺纤维组织和导管系统可因此缩短,把乳头牵向癌肿一侧,进而可使乳头变形。

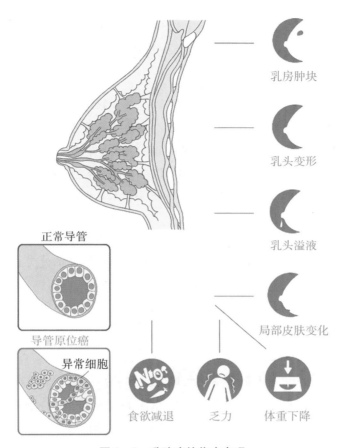

图 9-2　乳腺癌的临床表现

2. 乳头溢液　部分乳腺癌患者可有乳头溢液的临床表现,可为血性、浆液性、水样性液体。

（三）局部皮肤变化

可出现局部皮肤凹陷,或"橘皮样"改变,还可能出现局部溃疡、炎症样表现。

（四）转移表现和恶病质

乳腺癌淋巴转移多见于腋窝,肿大淋巴结质硬无痛、可被推动。乳腺癌远处转移常见于骨、肺、肝,并可出现相应的症状和体征。晚期乳腺癌,可表现为体重明显减轻、肌肉萎缩、厌食、乏力等恶病质表现。

四 诊断

为帮助明确乳腺癌诊断,为乳腺癌评估分级及治疗提供依据,可完善以下检查。

（一）常规检查项目

1. 乳腺 B 超检查　乳腺 B 超检查适用于乳腺癌筛查及乳腺病灶的随访(包括哺乳期及孕妇),在致密型乳腺患者的检查中具有明显优势,其可发现肿块并对肿块进行描述定位、血管评估,可以应用于淋巴结探查,也可根据其肿块性质参照美国放射学会发布的"乳腺影像报告和数据系统(BI - RADS)"标准进行乳腺的 BI - RADS 评估分期。

2. 乳房钼靶摄片　X 线检查可以检出乳房内肿块和钙化等异常表现,对肿块进行乳房内的定位和穿刺活检,也可进行 BI - RADS 评估分类,常作为女性乳房的体检项目。

3. MRI 检查　MRI 主要作为疑似病例的补充检查措施。MRI 能检出 X 线和 B 超检查阴性的乳腺癌,有助于发现乳房内隐匿的癌灶。

（二）确定诊断项目

影像引导下的乳腺组织学活检是确定乳腺癌的必需手段。它是指在乳腺 X 线、超声和 MRI 影像引导下进行乳腺组织病理学检查,特别适合未扪及的乳腺病灶。常应用于 BI - RADS≥4 类和部分 3 类病灶,对于诊断良恶性具有重要意义。

（三）指导治疗检查项目

一旦确诊乳腺癌,医生可能会建议做分子生物学标志物和基因检测,因为这些检查能够指导治疗,取得更好的治疗效果。如:用免疫组织化学检测雌、孕激素受体蛋白,可以预测内分泌治疗的疗效,也可以作为评定预后的指标。雌激素受体阳性者应用内分泌治疗的有效性远高于雌激素受体阴性的患者,而且雌激素受体含量越高的患者对内分泌治疗越有效。孕激素的合成受雌激素受体的调控,雌激素受体和孕激素同时表达时,内分泌药物治疗的有效率越高。除此之外,还可以进行人表皮生长因子受体 2(HER - 2)/neu 蛋白检测:检测 *HER - 2* 的表达和基因扩增状态,以便确定是否适宜采用靶向药物治疗,并有助于指导选用内分泌治疗、化疗方案,以及判断预后。

五　治疗

对于已确诊乳腺癌的患者,应接受以手术为主的多学科综合治疗。根据患者肿瘤的病理学类型、分子生物学标志物和基因检测结果、临床 TNM 分期等,同时结合患者的全身状况及器官功能等影响疗效和预后的因素,制订治疗方案。一般首选手术,并应根据患者的具体情况,可辅以内分泌治疗、化疗、放疗、靶向药物治疗等手段。以治疗后生存 5 年为标准,乳腺早期癌治愈率在 95% 以上,中期癌治愈率在 70%～80%,晚期癌治愈率在 55%～60%。

六　预防

由于病因尚不清楚,目前无确切的病因学预防,母乳喂养婴儿,更年期妇女避免使用雌激素,避免不必要的放射线照射,积极的情绪,合理膳食等,可能有助于乳腺癌的预防。

早期发现乳腺癌能降低乳腺癌的死亡率,日常体检建议从 40 岁开始,首选乳腺 X 线检查,40～49 岁每年 1 次,50～69 岁每 1～2 年 1 次,70 岁以上每 2 年 1 次,对于致密型乳腺推荐与 B 超检查联合。

七　研究进展

乳腺癌近些年的研究,日新月异。

在分子分型方面更加细化和精准,例如 Luminal A 型、Luminal B 型、HER2 阳性型和三阴性乳腺癌等,这有助于更有针对性地制订治疗方案。液体活检技术逐渐成熟,通过检测循环肿瘤细胞、循环肿瘤 DNA 等,能实时监测疾病状态和治疗反应。

靶向治疗持续发展,针对 HER2 靶点的药物不断更新和优化,为 HER2 阳性乳腺癌患者带来更好的疗效。

免疫治疗也开始在乳腺癌中展现出潜力,特别是在三阴性乳腺癌中,免疫检查点抑制剂的研究正在深入。新的治疗策略如抗体药物偶联物(antibody-drug conjugate，ADC)的研发,为乳腺癌患者提供了更多的治疗选择。

同时,对乳腺癌的预防研究也在积极推进,包括生活方式干预、化学预防等方面。

总之,乳腺癌研究领域正在不断取得进步,为改善患者的预后和生活质量发挥着重要作用。

第三节 胃 癌

/ 案例分析 /

王先生,58岁,工厂技师。近半年以来,他经常感到上腹部不适,尤其是在饭后,经常伴有反酸和恶心。最近一段时间,这种不适感逐渐加重,并且出现了明显的食欲减退和体重下降。王先生决定前往医院进行检查。

在医院,医生首先进行了详细的病史询问和体格检查。王先生的上腹部有轻微压痛,但无明显肿块。其次,为了进一步确诊,医生安排了胃镜检查和病理活检。胃镜检查发现王先生的胃窦部有一个直径约3厘米的不规则溃疡,边缘隆起且中央有坏死组织。活检结果显示为胃腺癌。

为了评估癌症的分期和扩散情况,医生进一步安排了腹部CT、胸部X线和腹腔镜检查。检查结果显示,王先生的胃癌为进展期,已侵犯胃壁全层,但未见远处器官转移。

针对王先生的情况,医生制订了综合治疗方案,包括手术、化疗和术后随访。进行根治性胃切除术,切除胃窦部肿瘤及周围部分正常组织,同时进行淋巴结清扫。手术顺利完成,术后病理结果证实了胃腺癌,并提示部分淋巴结有癌细胞转移。

术后,王先生接受了多次辅助化疗,以清除可能残留的癌细胞,减少复发的风险。化疗期间,王先生出现了恶心、呕吐、乏力等不良反应,但在医生的指导下,通过调整药物剂量和对症治疗,症状得到了有效控制。

在康复阶段,王先生接受了专业的营养指导和康复训练。营养师为他制订了个性化的饮食计划,建议他少食多餐,摄入易消化的高蛋白、高维生素食物,同时避免辛辣和刺激性食物。康复医生则指导他进行适度的运动锻炼,以增强体力和免疫力。

由此我们可以看到,胃癌的诊疗是一个综合性的过程,需要多个医疗专业人员共同参与。早期发现和治疗对于胃癌患者至关重要。王先生的成功治疗经历也提示我们,健康的生活方式和定期体检对于预防胃癌具有重要意义。通过科学的饮食、适度的运动和良好的心态,可以有效地减少胃癌的发生风险,提高生活质量。

 定义

胃癌是起源于胃黏膜上皮的恶性肿瘤性疾病。全球每年新诊断出胃癌近100万例,居全部肿瘤的第四位。在我国,胃癌也是最常见的恶性肿瘤之一,其患病率仅次于肺癌,居第二位,死亡率居第三位。近年来,由于人们健康意识增强,医疗水平提高,胃癌的患病率和死亡率都有明显减少,尽管患病率减少了,但人口老龄化等因素使得病例数量依然很大。胃癌的死亡率随着年龄的增长呈递增趋势。

 病因和危险因素

胃癌的病因复杂,其发生主要与幽门螺杆菌感染、不良环境和饮食因素(高盐饮食,饮用水污染,过度饮酒、抽烟,缺乏新鲜蔬菜、水果的摄入,长期食用盐腌、烧烤、油炸及霉变食品)、癌前疾病和癌前病变(慢性萎缩性胃炎、胃溃疡、胃息肉、残胃、胃黏膜异型增生、肠上皮化生等)、遗传易感性、精神因素有关。

 临床表现

胃癌早期无特异性临床症状,约60%患者仅有消化不良症状,随着病情发展,可出现下列症状。

（一）腹部症状

反复出现上腹部不适,胀痛或隐痛,疼痛无规律性,类似慢性胃炎或胃溃疡,饭饱后剑突下胀满、轻度痉挛或烧灼痛。

（二）其他消化道症状

食欲减退,恶心、呕吐,腹泻,偶有呕血、排黑便;贲门癌患者可有进食时哽噎感,可出现进行性吞咽困难;幽门癌患者可出现呕吐隔夜宿食等消化道梗阻症状。

（三）其他症状

不明原因的消瘦、疲乏、贫血、继发感染引起的症状。晚期患者还可出现消化道穿孔或梗阻,引起剧烈腹痛、呕吐等症状。

 诊断

（一）常规检查项目

1. 胃镜检查＋活检　胃镜结合局部组织病理学检查是胃癌最直接、最可靠的诊断方法,也是制订治疗方案的重要依据。对于疑似胃癌和胃癌高危患者,应尽早进行胃镜检查,以明确诊断。胃镜分为无痛胃镜和常规胃镜,无痛胃镜是在麻醉下进行的胃镜操作。对局部胃组织病理检查,是诊断胃癌的金标准。

2. 上消化道 X 线钡餐检查　X 线钡餐检查是无创伤检查、费用低廉,对体积较大胃癌病灶定位较为准确,可动态观察胃收缩、蠕动等情况。X 线钡餐检查曾作为胃癌的重要检查手段,目前已逐步被胃镜所替代。

（二）其他检查项目

1. 影像学检查　CT 和磁共振成像检查仅用于胃癌局部淋巴结或远处是否转移的评估,不作为首选诊断方法。在胃癌诊断中,使用较少。PET－CT 检查不作为首选的诊断方法。但它对肿瘤定性诊断和明确转移灶的特异性高。

2. 实验室检查　胃癌的实验室检查项目特异性较差,可从患者慢性失血角度,检查患者有无贫血、粪便潜血是否阳性,肿瘤标志物升高等。

 治疗与管理

对于已确诊胃癌的患者,应转诊到肿瘤专科医院或三级综合医院专科进行治疗。治疗的目标是根治或最大限度控制肿瘤,防止肿瘤复发、转移,改善患者生活质量,延长生存期。根据肿瘤病理学类型、临床 TNM 分期和发展趋势,结合患者的全身状况,采用多学科综合治疗。有计划、合理地进行手术治疗、药物治疗（包括化疗药、靶向治疗药、对症处理药和中医中药）、放射治疗、支持治疗等手段综合治疗。

 预防

（一）注意饮食饮水卫生

1. 戒烟限酒　倡导早期戒烟,减少酒精摄入（图 9－3）。

2. 饮食指导　少食多餐,定时定量饮食,细嚼慢吞,清淡饮食,尽量少吃腌制、油炸、烟熏、辛辣刺激、过热食物,多吃新鲜蔬菜、水果。

（二）倡导健康的生活方式

WHO 将幽门螺杆菌确定为引起人类胃癌的Ⅰ类致癌因子，倡导分食制，预防幽门螺杆菌感染。如体检发现幽门螺杆菌感染，应尽早正规处理。同时，保持健康心理，锻炼身体，提高机体抗病能力，可减少疾病发生。

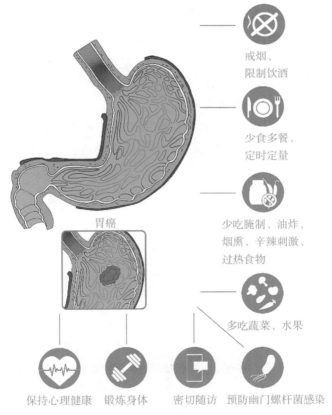

图 9-3　胃癌的预防

（三）发现病变，密切随访

疑似胃癌患者，或经医院检查无法确定是否有肿瘤，要加强随访复查；对胃癌前疾病和癌前病变应加强治疗，并要密切行胃镜检查随访。

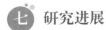 研究进展

胃癌的研究进展主要包括以下几个方面。

（1）在诊断方面,内镜技术不断改进和创新,如高清内镜等,能更清晰地观察胃黏膜细微结构,提高早期胃癌的诊断准确性。同时,分子标志物的研究也在推进,有望为早期诊断提供更多手段。

（2）治疗领域,靶向治疗药物不断涌现。针对特定靶点的靶向药物联合化疗,显著提高了部分患者的疗效。免疫治疗也取得重要突破,免疫检查点抑制剂在胃癌治疗中显示出一定潜力,尤其是在晚期胃癌中。

（3）手术治疗方面,腹腔镜手术和机器人手术的应用日益广泛,减少了手术创伤,加快了患者康复。

（4）胃癌的综合治疗模式也在不断优化,包括新辅助治疗和辅助治疗的方案选择、不同治疗手段的合理组合等。

（5）基因检测和液体活检技术在胃癌中的应用也在不断探索和发展,以便更好地指导个体化治疗和监测疾病进展。但胃癌的研究仍面临一些挑战,如耐药问题等,未来还需要持续深入研究。

第四节　肝　癌

案例分析

刘先生,50 岁,从事建筑工作,长期吸烟和饮酒。近 1 年,他逐渐感觉到右上腹部隐痛,且疲乏无力。最近 3 个月,他的症状加重,体重明显下降,食欲减退,并且出现黄疸。在家人劝说下,他终于前往医院进行检查。

医生详细询问了刘先生的病史,并进行体格检查。触诊发现刘先生右上腹部有一较硬的肿块,边界不清。医生安排了腹部超声、CT 和血液检查。腹部超声显示肝脏右叶有一个约 5 厘米大小的肿瘤,CT 扫描进一步证实了肝脏肿瘤,并且显示有肝内多发性小结节。血液检查结果显示甲胎蛋白水平显著升高。

为了明确肿瘤的性质,医生进行了经皮肝穿刺活检。病理结果证实刘先生患有肝细胞癌。由于肿瘤体积较大,且已有多发性结节,初步诊断为中晚期肝癌。

针对刘先生的情况,医生制订了综合治疗方案,包括手术、介入治疗和靶向药物治疗。先进行了部分肝切除术,切除主要的肿瘤病灶。术后,刘先生接受了经肝动脉化疗栓塞治疗,进一步控制肝内的小结节和残余肿瘤。与此同时,医生为刘先生开具了靶向药物治疗方案,以抑制肿瘤的进一步生长。

在康复阶段,刘先生接受了营养支持和肝功能保护治疗。医生建议他戒烟戒酒,保持健康的饮食习惯,增加蛋白质和维生素的摄入。为了加强身体素质,医生还建议他进行适当的体育锻炼。

在随访过程中,医生定期对刘先生进行血液检查、影像学检查和肝功能评估,以监测治疗效果和病情变化。每次随访,医生都会根据检查结果调整治疗方案,确保刘先生的病情稳定。

刘先生在家人的支持和鼓励下,积极配合治疗和康复。他逐渐恢复了体力,症状明显缓解,生活质量得到了提高。家人的关心和支持,使他在抗癌的道路上充满信心和勇气。

刘先生的治疗经历告诉我们,肝癌的综合治疗需要医生、患者和家人的共同努力。通过早期诊断和科学的治疗方案,可以有效地控制肿瘤,提高患者的生存率和生活质量。定期体检和健康的生活方式对于预防肝癌具有重要意义。科学的饮食、适度的运动和良好的心态,是维护肝脏健康的重要因素。

一　定义

原发性肝癌(简称肝癌)是起源于肝细胞和肝内胆管上皮细胞的恶性肿瘤性疾病。肝癌是我国最常见的恶性肿瘤之一,一旦发生,病死率较高,其病死率仅次于肺癌,居第二位。我国是肝癌大国,全球每年平均约有 25 万人死于肝癌,其中 45％在中国。我国肝癌每年新发病例高达 20 多万,占全球肝癌病例数 50％以上,男性发病率高于女性 3～4 倍,是 60 岁以下男性发病率和死亡率最高的癌症。

二　病因及危险因素

肝癌的发病原因虽然尚未完全明确,但其致病的相关因子已基本清楚。肝癌的发生主要与乙型肝炎、丙型肝炎病毒感染有极为密切的关系。在我国,84％的肝癌患者有乙肝病毒感染史,10％有丙肝病毒感染史。另外,吃霉变食物、饮用污染的水与肝癌的发病也极为密切。此外,长期大量饮酒也是肝癌发病的重要因素。

三　临床表现

早期肝癌可无明显症状和体征,中晚期患者可出现以下临床表现(图9-4)。

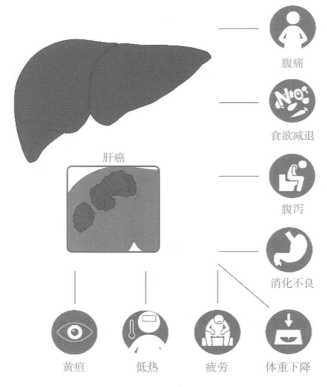

图9-4　肝癌的临床表现

（一）腹痛

腹痛性质为肝区持续性或间歇性胀痛、隐痛或钝痛,常在夜间或劳累后加重,休息和一般镇痛药难以缓解。随着病情发展疼痛逐渐加重,甚至出现剧痛。

突发的肝区剧痛提示肝癌肿块包膜下出血或破溃,产生急腹症表现。

（二）其他消化道症状

肝癌患者可出现食欲缺乏、消化不良、腹胀、恶心、腹泻、腹部肿块等。

（三）其他症状

不明原因的消瘦、疲乏、低热、皮肤瘙痒、黄疸等。

 诊断

（一）常规检查项目

1. 影像学检查

（1）无创性肝脏 B 超检查:肝脏 B 超检查可作为筛查肝癌疑似患者的首选检查方法,也可用于肝癌的筛查或治疗后的随访检查。对肝癌与肝血管瘤、肝内囊肿等的鉴别诊断有参考价值。

（2）肝脏 CT 检查:是肝癌诊断和鉴别诊断最重要的影像学诊断方法,常用于肝癌的检出、定性、分期、治疗后的复查。根据需要有时可进行增强 CT 检查。

（3）磁共振检查:对软组织分辨率高,可显示各种管道、门静脉和肝静脉分支。

2. 实验室检查

（1）甲胎蛋白(alpha-fetoprotein,AFP)＞400 微克/升且持续≥2 周,在排除妊娠、生殖腺胚胎癌、活动性肝病后,要考虑肝癌可能;若肝脏超声检查发现肿块,AFP≥200 微克/升,应进行肝癌的排查;但也有 30％～40％的肝癌患者,AFP 不高。

（2）肝功能和病毒性肝炎血清学检查:如转氨酶、白蛋白、胆红素、凝血功能等。可辅助监测病情,判断预后。

（二）确定诊断项目

对于影像学检查或实验室检查后,高度怀疑肝癌诊断的,在超声或 CT 引导下行肝肿块穿刺组织病理学检查是确诊肝癌最可靠的方法。

五　治疗和管理

肝癌的治疗需根据病理学类型、细胞分子生物学特点、分期、患者的全身及疾病情况,采取积极的多学科综合治疗,延长寿命,减轻痛苦,提高生存质量。如病程、病灶的大小、数目、分布、是否存在脉管癌栓或转移，肝功能情况、原发肝脏疾病、伴随疾病、重要器官的功能、患者的一般情况、治疗意愿、经济能力等选择适当治疗方案。

 六 预防

（一）接种疫苗

贯彻执行儿童计划免疫，贯彻全民接种乙肝疫苗，消除乙肝是预防肝癌的重要手段之一。

（二）积极防治慢性肝炎

对乙肝、丙肝病毒感染者，35岁以后可视为肝癌易感人群，应建议他们每半年进行一次肝脏超声检查和AFP化验检查，早期发现肝癌，早期进行治疗。

（三）加强健康教育

加强对社区居民饮食、饮水卫生的健康教育，杜绝进食霉变食物，杜绝使用污染水源。随着科学技术的进步，肝癌已非"不治之症"，只要做到早发现，早治疗，便有治愈的希望。

 七 研究进展

以下是肝癌研究的一些最新进展。

1. 早期诊断 超声联合AFP等肿瘤标志物检测的应用更加广泛，同时磁共振成像和计算机断层扫描等影像学技术的准确性不断提高，有助于更早发现肝癌。

2. 局部消融治疗 如射频消融、微波消融等技术不断改进，适应证进一步扩大。

3. 介入治疗 经导管动脉化疗栓塞术（transcatheter arterial chemoembolization，TACE）等技术更加成熟，治疗效果有所提升。

4. 靶向治疗 更多新型靶向药物研发成功并投入临床，如仑伐替尼等。

5. 免疫治疗 免疫检查点抑制剂单独或联合其他治疗的方案逐渐丰富，成为重要治疗选择。

在肝癌的预防方面，对肝炎病毒的管理更加严格和有效，疫苗接种的推广以及抗病毒治疗的优化都对降低肝癌发病率起到积极作用。

第五节 甲状腺癌

/ 案例分析 /

张女士,45 岁,中学教师。最近半年,她无意中发现自己颈部有一个逐渐增大的肿块,按压时没有疼痛感,没有其他明显的不适症状,但家人建议她前往医院进行检查。

医生详细询问了张女士的病史,并进行体格检查,触诊时发现她的右侧甲状腺有一个约 2 厘米大小的结节,质地较硬,边界不清。为了进一步明确诊断,医生建议她行甲状腺超声检查和细针穿刺活检(fine needle aspiration, FNA)。超声检查显示右侧甲状腺存在低回声结节,伴有微钙化点,边缘不规则。FNA 结果显示为甲状腺乳头状癌。

为了评估癌症的分期和扩散情况,医生进一步安排了颈部 CT 和全身 PET - CT 检查。检查结果显示,张女士的甲状腺癌局限于甲状腺内,未见明显淋巴结转移和远处器官转移,属于早期甲状腺癌。

针对张女士的情况,医生制订了个性化的治疗方案,包括手术、放射性碘治疗和术后随访。先进行甲状腺全切除术,并清扫中央区淋巴结。手术顺利完成,术后病理结果证实了甲状腺乳头状癌,并提示部分淋巴结有微小癌转移。

术后,张女士接受了放射性 I^{131} 治疗,以消除可能残留的甲状腺组织和癌细胞,降低复发风险。在放射性碘治疗期间,张女士需要暂时隔离,并遵循低碘饮食以提高治疗效果。治疗结束后,张女士进行了甲状腺激素替代治疗,以维持正常的甲状腺功能。

在康复阶段,医生为张女士制订了详细的随访计划。每次随访包括体格检查、甲状腺功能检测、甲状腺球蛋白检测和颈部超声检查。通过这些检查,医生能够及时发现病情变化,并调整治疗方案。

定义

甲状腺是位于人体颈部的蝶状对称的内分泌器官。甲状腺癌（thyroid cancer）是起源于甲状腺组织的恶性肿瘤性疾病，是内分泌系统和头颈部肿瘤中最常见的恶性肿瘤之一。甲状腺癌的发病年龄相对较轻，20～40岁是发病高峰，甲状腺癌也是30岁以下女性最常诊断的癌症，50岁以后发病率则下降。根据国家癌症中心发布的2022年中国恶性肿瘤发病情况显示：甲状腺癌在男性人群中发病率约为17.32/10万，在女性中发病率更高，为49.40/10万。

 病因和危险因素

甲状腺癌发病原因尚未明确。目前认为其发病与以下因素密切相关：①家族史：约5%的甲状腺癌患者家族中有同种类型甲状腺癌。②放射线辐射：是目前唯一确定的致甲状腺癌危险因素。③摄入碘过量与不足：碘过量与不足均有可能导致甲状腺癌的高发，过量的碘摄入可能与甲状腺乳头状癌的增长有关。④体重指数高及肥胖：体重指数高与甲状腺癌的发病存在关联，肥胖人群可能更易患病。⑤其他因素：如长期睡眠不足，精神压力大，食用烟熏及腌制海产品、油脂等，可能增加甲状腺癌的发生风险，但仍需要进一步深入研究。

 临床表现

甲状腺癌起病隐匿，没有特殊的表现，随着疾病的发展，可出现以下症状和体征（图9-5）。

（一）压迫症状

主要是由甲状腺肿块增大导致，此阶段可出现声音嘶哑、吞咽困难，呼吸困难、咯血及颈胸部不适感。不少患者因颈部不明原因的肿块而就诊。

（二）伴随症状

甲状腺髓样癌患者可出现腹泻、心悸、脸面潮红、多汗、血钙降低等内分泌相关症状。

（三）转移症状

局部转移多见于乳头状癌和髓样癌，常在颈部出现质硬而固定的淋巴结，少部分患者以颈部淋巴结肿大就诊。远处转移多见于未分化癌，常转移至肺、颅

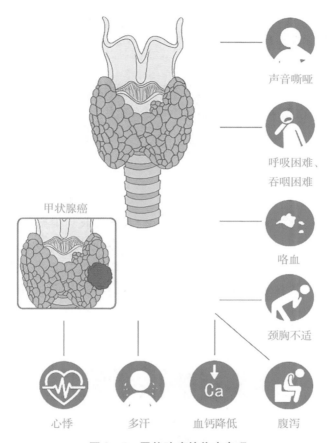

声音嘶哑

呼吸困难、
吞咽困难

咯血

颈胸不适

心悸　　　多汗　　　血钙降低　　　腹泻

图9-5　甲状腺癌的临床表现

骨、椎骨和骨盆等处，可有相应的转移部位症状，如咳嗽、疼痛等。

 诊断

（一）常规检查项目

1. 影像学检查　超声检查无创、方便、价廉，是诊断甲状腺疾病的重要影像学检查之一，常用于甲状腺癌的筛查。超声检查甲状腺癌的结节或肿块多呈单发，形态多不规则，边界毛糙、模糊不清、点状钙化、类圆形。根据超声下特点，可进行 TI-RADS 分类，指导下一步治疗。

2. 实验室检查　所有的甲状腺结节均应进行甲状腺功能检查。通过监测促甲状腺激素（TSH）水平来判断疾病风险。较高的 TSH 水平预示着较高的恶变风险,甲状腺术后使用左甲状腺素片进行 TSH 抑制治疗,需常规监测 TSH 水平;血清甲状腺球蛋白等可作为甲状腺癌术后复发监测指标。

(二)确定诊断项目

细针穿刺活检是判断甲状腺结节性质的一种检查,具有创伤小、快捷、准确的优点。通常需在超声引导下穿刺活检,FNA 是甲状腺癌术前诊断中最准确的检查手段。

 五 治疗和管理

甲状腺癌预后良好,经规范治疗患者 10 年生存率可达 90%。除甲状腺未分化癌外,其他病理类型的甲状腺癌患者生存期均较长。根据肿瘤病理学类型、临床 TNM 分期和发展趋势等,结合患者的全身状况及器官功能等影响疗效和预后的因素,制订治疗方案。甲状腺癌治疗主要以手术为主,术后辅以内分泌治疗(长期服用左甲状腺素片),以预防甲状腺功能减退,抑制 TSH 水平,防止肿瘤复发。对乳头状腺癌、滤泡状腺癌,术后可应用 I^{131} 放射治疗,适合于 45 岁以上患者、多发性癌灶、局部侵袭性肿瘤及存在远处转移者。

 六 预防

日常生活中应避免或减少接触放射线;视当地食物含碘情况决定是否加用含碘食盐;改善环境,远离电离辐射,职业需接触者,加强防护;有家族遗传倾向者和有甲状腺结节患者应定期行甲状腺 B 超检查随访,以便早发现早诊断早治疗。同时,少熬夜,保持良好的心理状态,加强锻炼,增强体质,提高自身免疫力对甲状腺癌的预防也能起到很大的积极作用。

 七 研究进展

甲状腺癌近些年有如下进展。

在诊断技术上,超声引导下的细针穿刺细胞学检查技术不断完善,提高了诊断的准确性;同时,分子检测技术的应用逐渐增多,有助于更精准地判断肿瘤的性质和预后。

在治疗方面,手术方式不断改进,精细化操作减少了手术并发症;放射性碘治疗的方案也在不断优化,以提高疗效并减少不良反应。对甲状腺癌的复发风险评估更加准确,通过综合多种因素来制订更个体化的随访和治疗策略。

同时,对甲状腺微小癌的管理也有了新的认识和探讨,更加注重患者的生活质量和过度治疗的问题。

此外,多学科协作诊疗模式在甲状腺癌治疗中发挥着越来越重要的作用,使得治疗更加全面和合理。

第六节　淋巴瘤

案例分析

王女士,45岁,公务员,平时身体健康。近几个月来,她发现颈部、腋下和腹股沟处有多个无痛性淋巴结肿大,并伴有疲乏无力、盗汗和体重减轻。起初,她认为是普通的感染引起的淋巴结肿大,但随着症状的加重,家人劝她到医院检查。

医生详细询问了她的病史,并进行了体格检查。发现她的颈部和腋下有多个肿大的淋巴结,质地较硬,活动度差。为了进一步明确病因,医生安排了血液检查、淋巴结超声和CT扫描。血液检查结果显示,白细胞和淋巴细胞计数异常。CT扫描结果显示,多个部位的淋巴结显著肿大,且伴有肝脾肿大。

为确诊病情,医生建议她行淋巴结活检。病理结果显示,王女士患有弥漫大B细胞淋巴瘤。这一诊断结果让她和家人感到非常担忧,但医生解释说,虽然这种类型的淋巴瘤较为凶险,但通过合理的治疗,仍有可能获得良好的治疗效果。

根据王女士的病情,医生制订了以化疗为主的综合治疗方案。她接受了R-CHOP方案的化疗,包括利妥昔单抗、环磷酰胺、阿霉素、长春新碱和泼尼松。在化疗期间,医生密切监测她的血常规、肝/肾功能和心电图,以确保治疗的安全性和有效性。化疗过程中,王女士出现了不同程度的恶心、呕吐和脱发,但她在家人的支持下,积极应对不良反应,严格按照医生的建议进行治疗和护理。

化疗结束后,王女士进行了全身影像学检查,结果显示淋巴结肿大明显减小,病情得到了有效控制。为了巩固疗效,医生建议她继续接受放疗,并定期进行随访和复查。随访过程中,医生对她的血常规和影像学检查结果进行了详细评估,并根据病情变化调整治疗方案。

经过一段时间的治疗和康复,王女士的体力逐渐恢复,淋巴结肿大消退,盗汗和疲乏等症状明显改善。她重新回到了工作岗位,并积极参与社交活动。通过这次患病经历,王女士和她的家人对健康有了更深刻的理解,特别是对于早期发现和及时治疗的重要性有了更深刻的认识。

这个案例提醒我们,淋巴瘤虽然是一种较为凶险的疾病,但通过早期诊断和规范治疗,患者仍有可能获得较好的治疗效果和生活质量。家人的支持和理解在治疗过程中起着重要的作用,而定期体检和保持健康的生活方式对于预防和早期发现疾病具有重要意义。

定义

淋巴瘤(lymphoma)是起源于淋巴结和结外组织的血液系统恶性肿瘤。淋巴组织遍布全身,淋巴瘤可发生在身体的任何部位。组织病理学上淋巴瘤分成霍奇金淋巴瘤(Hodgkin lymphoma,HL)和非霍奇金淋巴瘤(non-Hodgkin lymphoma,NHL)两大类,其治疗方法不同。淋巴瘤是血液系统发病率排名第一位的恶性肿瘤。

病因和危险因素

淋巴瘤的发病原因并不明确,环境、饮食、吸烟、免疫缺陷、遗传倾向、感染(如 EB 病毒、幽门螺杆菌等)等均可能是潜在的致病因素。

临床表现

无痛性、进行性淋巴结肿大最为常见,若淋巴结增大迅速,可出现疼痛,也可累及扁桃体、肝、脾、骨髓等。

因淋巴瘤可发生在身体任何部位,所以病变累及的组织器官不同,引起的症状也不相同。若出现以下异常表现应提高警惕、及时前往医院就诊。①起源于淋巴结:颈部、腋窝、腹股沟等部位的淋巴结逐渐肿大,可伴有疼痛;②咽部淋巴瘤:咽部不适、吞咽困难;③鼻部淋巴瘤:鼻塞、鼻衄、声音改变;④胸部淋巴瘤:咳嗽、胸闷、气促等；⑤胃肠道淋巴瘤：腹痛、腹泻、黑便、腹部包块；⑥全身性的症状：原因不明的发热、盗汗、体重减轻。

 四　诊断

（一）常规检查项目

1. 血液和骨髓　淋巴瘤患者早期血液无特异性表现，可出现轻或中等贫血。骨髓涂片如找到淋巴瘤异型细胞，说明淋巴瘤侵犯至骨髓，也是预后不良的表现之一。

2. 影像学检查　根据患者情况，恰当应用常规 X 线、CT、B 超、MRI、PET - CT 等检查，以查找肿大的淋巴结或其他组织包块，判断疾病范围。根据疾病的受累范围及有无发热、盗汗、体重减轻等症状，确定分期和分组，从而判断预后。

（二）确定诊断项目

B 超或 CT 引导下细针穿刺获取深部淋巴结组织行病理学检查，或局部淋巴结切除活检，对确定淋巴瘤诊断起决定性作用。

五　治疗和管理

淋巴瘤一经确诊，应尽早到具备诊治条件的医疗机构，进行以化疗或化疗联合放疗的规范化治疗。

 六　预防

（一）远离化学致癌物

劣质的染发剂大多含致癌物，长期烫染发潜在危害很大。此外，装修材料化合物挥发，食物农药的残留也是引起淋巴瘤的重要因素（图 9 - 6）。

（二）尽量减少辐射

随着科技的进步，人们生活中充斥着各种电子产品，手机、电脑、微波炉等家电有一定的电磁辐射，医务人员等长期接触 CT、X 线等医源性辐射。长期接触辐射，可能增加患癌风险。

（三）有效预防感染

感染与某些肿瘤的发生存在一定的关系，有效预防感染，增强免疫力，可降低肿瘤的发生率。如 EB 病毒、乙肝病毒等病原体感染，被证明与淋巴瘤发病可

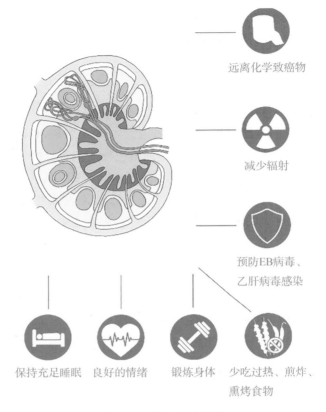

远离化学致癌物

减少辐射

预防EB病毒、
乙肝病毒感染

保持充足睡眠　良好的情绪　锻炼身体　少吃过热、煎炸、
熏烤食物

图 9-6　淋巴瘤的预防

能相关。

（四）养成良好生活习惯

肿瘤并不是遗传病,但却有一定的家族聚集性,这和家族的遗传倾向、共同的生活方式可能有关。少吃过热、煎炸、熏烤的食物,保持充足的睡眠、良好的情绪,养成良好的生活习惯,有利于降低淋巴瘤的发生概率。

（五）合理运动锻炼

体育锻炼可以增加机体抵御疾病的能力,还可以消除忧郁的情绪,使紧张情绪得以缓解。

 研究进展

淋巴瘤作为血液系统发病率最高的肿瘤,近些年研究进展迅速。

在精准诊断方面,基因检测和分子分型技术不断完善,能够更准确地鉴别不同亚型的淋巴瘤,为个性化治疗提供依据。

靶向治疗方面,针对特定靶点的药物不断开发和应用。例如,针对 B 细胞淋巴瘤的 CD20 靶点的单克隆抗体利妥昔单抗等药物已广泛应用,且新的靶向药物如 BTK 抑制剂等显示出良好效果。

细胞免疫治疗如嵌合抗原受体 T 细胞治疗(chimeric antigen receptor T cell therapy,CAR‐T cell therapy)在复发难治性淋巴瘤中取得了令人瞩目的成绩,为患者带来新的希望。

在淋巴瘤的预后评估方面,新的生物标志物和模型不断出现,能更精准地预测患者预后。

同时,多学科协作诊疗模式在淋巴瘤诊治中发挥着越来越重要的作用,包括血液科、肿瘤科、放疗科等共同参与,以制订最佳治疗方案。

第七节　多发性骨髓瘤

/ 案例分析 /

王先生,62 岁,退休前是一名工厂工人。近年来,他经常感到疲倦和骨痛,尤其是腰背部和肋骨处的疼痛较为明显。起初,他认为是年纪大了,骨质疏松所致,但随着症状加重,特别是近半年来,他发现自己频繁感冒,且很难康复,体重也明显下降。最终,在家人的劝说下,王先生来到医院就诊。

医生首先进行了详细的问诊和体格检查,发现王先生的骨痛部位有压痛点,触摸时疼痛加剧。其次,为了进一步明确病因,医生安排了一系列检查。实验室检查结果显示,王先生的血常规异常,表现为贫血(血红蛋白为 90 克/升),血钙水平升高(2.9 毫摩尔/升),血清蛋白电泳显示 M 蛋白峰值显著升高。尿液检测发现了本周蛋白(Bence-Jones protein)阳性。骨髓穿刺检查显示,浆细胞异常增生,占有核细胞的 30%。影像学检查,包括全身骨骼 X 线和 MRI,发现王先生的骨骼多处出现溶骨性病变,特别是脊椎和肋骨部位有明显的骨质破坏。结合上述检查结果,医生最终诊断王先生患有多发性骨髓瘤。

　　确诊后，医生为王先生制订了个性化的治疗方案。王先生接受了基于来那度胺和地塞米松的化疗方案，以抑制骨髓瘤细胞的增殖。为了提高治疗效果，医生为王先生加入了蛋白酶体抑制剂（如硼替佐米，Bortezomib）和免疫调节剂（如来那度胺）的联合治疗。由于王先生有贫血和高钙血症，医生给予了促红细胞生成素和双膦酸盐（如帕米膦酸）治疗，以改善贫血和降低血钙水平。此外，针对王先生反复感染的情况，医生加强了抗感染治疗，并建议接种疫苗以预防常见的感染性疾病。在化疗和靶向治疗取得一定效果后，王先生接受了自体干细胞移植。移植前进行了高剂量化疗以清除骨髓瘤细胞，然后将之前采集的自体干细胞重新输回体内，以恢复正常的造血功能。

　　经过一段时间的综合治疗，王先生的病情得到了显著的缓解。骨痛症状明显减轻，体重有所回升，感染次数减少。随后的定期随访和检查显示，王先生的 M 蛋白水平显著下降，骨髓瘤细胞的比例大幅减少，病情稳定。王先生的案例提醒我们要重视身体不适症状，尤其是中老年人，应定期体检，及早发现潜在的健康问题，以便及时治疗。

 定义

　　多发性骨髓瘤（multiple myeloma，MM）是一种恶性浆细胞病，其肿瘤细胞起源于骨髓中的浆细胞。浆细胞是一种免疫细胞，负责产生抗体。在多发性骨髓瘤中，大量异常的浆细胞增殖，并分泌单克隆免疫球蛋白或其片段（M 蛋白），导致多个器官和组织受损。多发性骨髓瘤多发于 60 岁以上的人群，随着年龄增长，发病风险逐渐增加。

 病因和危险因素

（一）病因

　　1. 细胞遗传学异常　　染色体的突变、缺失、易位等遗传改变可能导致骨髓瘤细胞的异常增殖和存活。

　　2. 骨髓微环境改变　　骨髓中的细胞因子、基质细胞等微环境的变化可能促进骨髓瘤细胞的生长和存活。

（二）危险因素

1. 高龄 多见于老年人。

2. 遗传因素 家族中有多发性骨髓瘤患者，亲属患病风险增加。

3. 辐射暴露 长期或大量暴露于辐射环境。

4. 某些化学物质接触 如苯、除草剂、杀虫剂等。

5. 慢性炎症 慢性感染、自身免疫性疾病等导致的慢性炎症状态。

6. 肥胖 可能与代谢紊乱和慢性炎症有关。

7. 浆细胞疾病 如意义未明的单克隆丙种球蛋白血症等，可能进展为多发性骨髓瘤。

 临床表现

（一）主要症状

多发性骨髓瘤的症状主要包括：骨痛、贫血、肾功能损害、高钙血症（图 9-7）。

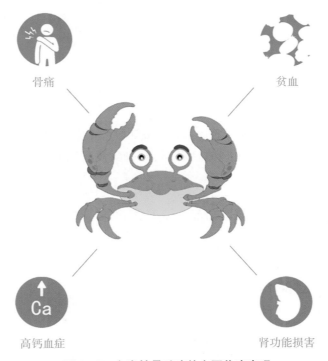

骨痛

贫血

高钙血症

肾功能损害

图 9-7 多发性骨髓瘤的主要临床表现

1. 骨痛 常为首要症状，多发生在腰骶部、胸廓和四肢等部位，活动或扭伤后疼痛加剧，可能会出现病理性骨折。

2. 贫血 表现为乏力、头晕、心悸、面色苍白等。

3. 肾功能损害 可出现蛋白尿、管型尿、急慢性肾衰竭等。

4. 高钙血症 可出现恶心、呕吐、多尿、便秘、嗜睡等症状。

（二）其他症状

1. 感染 由于正常免疫球蛋白生成减少，患者容易发生细菌、病毒感染，如肺炎、尿路感染等。

2. 出血倾向 鼻衄、牙龈出血、皮肤紫癜等。

3. 神经系统症状 肢体麻木、感觉异常、嗜睡、昏迷等。

4. 肝、脾肿大 部分患者可出现肝、脾轻度肿大。

需要注意的是，上述症状可能单独出现或合并存在。

四 诊断

多发性骨髓瘤的诊断通常需要结合临床症状、实验室检查、影像学检查及病理检查等多方面的结果。

（一）常规检查项目

1. 临床症状 患者常出现骨痛、贫血、肾功能损害、反复感染等表现。

2. 实验室检查

（1）血常规：常有贫血，白细胞和血小板计数可正常或减少。

（2）血生化检查：可能出现血钙升高、血肌酐及尿素氮升高、血清白蛋白降低等。

（3）血清蛋白电泳：可发现 M 蛋白。

（4）免疫固定电泳：有助于明确 M 蛋白的类型。

（5）24 小时尿蛋白定量：出现本周蛋白。

（6）细胞遗传学检查：如荧光原位杂交（fluorescence in situ hybridization，FISH）等，有助于判断预后和指导治疗。

3. 影像学检查

（1）X 线：可发现溶骨性破坏、骨质疏松等。

（2）CT 或 MRI：能更清晰地显示骨破坏情况和髓外病变。

（3）PET-CT：可评估全身肿瘤负荷及骨质破坏情况。

综合以上各项检查结果，排除其他可能导致类似表现的疾病，如转移性骨肿瘤、反应性浆细胞增多症等，才能明确多发性骨髓瘤的诊断。

（二）确定诊断项目

骨髓穿刺涂片和骨髓活检：浆细胞比例异常增高（>10%），且形态异常。有时，局部组织穿刺，经病理检查，提示浆细胞瘤也可明确诊断。

 五 治疗和管理

多发性骨髓瘤的治疗管理通常包括以下几个方面。

（一）原发病治疗方法

（1）化疗：常用药物包括环磷酰胺、马法兰等。

（2）靶向治疗：例如使用蛋白酶体抑制剂（如硼替佐米）、免疫调节剂（如来那度胺）等。

（3）免疫治疗：如达雷妥尤单抗等。

（4）放疗：用于缓解局部骨痛或控制局限性骨病灶。

（5）造血干细胞移植：自体造血干细胞移植常用于适合的患者，以提高缓解率和延长生存期。

（二）支持治疗

（1）抗感染治疗：由于患者免疫功能低下，容易发生感染，需要根据感染类型及时给予抗感染药物。

（2）纠正贫血：通过输注红细胞、使用促红细胞生成素等改善贫血。

（3）防治高钙血症：补充水分、使用双膦酸盐类药物等。

（4）肾损伤治疗：根据肾功能损害的程度，采取相应的治疗措施，如透析等。

（三）治疗监测

（1）定期进行血液和尿液检查，包括血常规、血生化、血清蛋白电泳、免疫固定电泳、24小时尿蛋白定量等，以评估治疗效果和疾病进展。

（2）定期进行影像学检查，如X线、CT、MRI等，观察骨病变的变化。

（四）随访管理

治疗结束后，患者需要定期随访，包括复查相关指标、评估病情、监测治疗相关的不良反应等。

治疗方案的选择应根据患者的年龄、身体状况、疾病分期和合并症等因素综

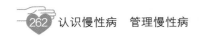
合考虑,制订个体化的治疗方案。

 预防

由于多发性骨髓瘤的病因尚不明确,目前还没有特别有效的预防方法,但可以通过以下措施来降低发病风险。

（一）避免接触有害物质

尽量减少长期接触化学毒物,如苯、甲醛等,以及电离辐射。

（二）保持健康的生活方式

均衡饮食,多摄入富含维生素、矿物质和蛋白质的食物,如新鲜蔬菜、水果、全谷物、瘦肉、鱼类等。规律作息,保证充足的睡眠,避免过度劳累。适度运动,增强体质,提高免疫力。

（三）控制体重

避免肥胖,肥胖可能与多发性骨髓瘤的发病风险增加有关。

（四）积极治疗慢性疾病

对于慢性感染、自身免疫性疾病等,应积极治疗,控制病情。

（五）定期体检

定期进行全面的身体检查,尤其是中老年人,包括血常规、血生化、免疫球蛋白测定等,有助于早期发现异常。

需要注意的是,这些措施不能完全预防多发性骨髓瘤的发生,但对于维护身体健康、降低其他疾病的风险仍具有重要意义。

 研究进展

近年来,多发性骨髓瘤的研究在诊断和治疗方面都取得了显著进展。

（一）诊断方面

1. 更灵敏的检测技术　流式细胞术和二代测序等技术能够更早期、更准确地检测出微小残留病灶,有助于评估治疗效果和预测复发。

2. 基因检测的应用　通过基因检测等技术,能够发现更多与多发性骨髓瘤发病、预后相关的基因变异,为精准诊断和治疗提供依据。

（二）治疗方面

1. 新型药物不断涌现　如第二代蛋白酶体抑制剂（卡非佐米）、新一代免疫调节剂(泊马度胺)等,提高了治疗效果。

2. 免疫治疗的突破　CAR-T细胞治疗在多发性骨髓瘤治疗中显示出良好的疗效和潜力。

3. 靶向治疗的发展　针对特定的靶点,如BCMA(B细胞成熟抗原)、GPRC5D等靶点的药物研发取得了重要成果。

总之,多发性骨髓瘤的研究进展为患者带来了更多的治疗选择和更好的预后。

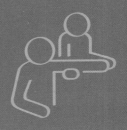

附录　微课数字资源

扫描二维码,可观看本书相应章节配套微课数字资源。

高血压

冠心病

慢阻肺

支气管哮喘

胃食管返流病

消化性溃疡

慢性肾脏病

缺铁性贫血

糖尿病

类风湿关节炎

痛风和高尿酸血症

脑梗死

肺癌

多发性骨髓瘤